Sajal Kumar Jha
Uday Kumar Gore

Conceção, desenvolvimento e caraterização in vitro de comprimidos de dofetilida

Sajal Kumar Jha
Uday Kumar Gore

Conceção, desenvolvimento e caraterização in vitro de comprimidos de dofetilida

com base num sistema de administração pulsátil de fármacos

ScienciaScripts

Publisher:
Sciencia Scripts
is a trademark of
Dodo Books Indian Ocean Ltd. and OmniScriptum S.R.L publishing group

120 High Road, East Finchley, London, N2 9ED, United Kingdom
Str. Armeneasca 28/1, office 1, Chisinau MD-2012, Republic of Moldova, Europe
Printed at: see last page
ISBN: 978-620-8-03569-3

ÍNDICE DE CONTEÚDOS:

ABREVIATURAS

Conc.	=	Concentration
°C	=	Degree centigrade
%	=	Percentage
hrs	=	Hours
mg	=	Milligram
gm	=	Gram
µg/mL	=	Microgram per millileter
min	=	Minute
mL	=	Milliliter
mM	=	Millimolar
cm	=	Centimeter
mm	=	Millimeter
nm	=	Nanometer
rpm	=	Revolution per minute
Sec	=	Second
S.D	=	Standard deviation
R^2	=	Regression coefficient
n	=	Diffusion coefficient
pH	=	Negative logarithm of hydrogen ion concentration
USP	=	United States Pharmacopoeia
IP	=	Indian Pharmacopoeia
UV	=	Ultraviolet
F	=	Formulation
FTIR	=	Fourier transmission infrared spectroscopy
Fig	=	Figure

ABSTARCT

No presente trabalho de investigação, foi formulado um sistema de administração pulsátil de Dofetilida em comprimidos utilizando a tecnologia de revestimento por compressão. Inicialmente, os comprimidos com núcleo foram preparados utilizando várias concentrações de superdesintegrantes e os comprimidos com núcleo formulados foram revestidos com os polímeros utilizando a tecnologia de revestimento por compressão. Todas as formulações de comprimidos com núcleo e revestidos por compressão foram submetidas a vários testes de avaliação física e química para comprimidos com núcleo e revestidos por compressão. A espessura, a dureza e a variação de peso apresentadas por todas as formulações de comprimidos foram consideradas dentro dos limites da farmacopeia oficial. A libertação in vitro de Dofetilida das formulações de comprimidos com núcleo F1-F12 e F4 mostrou uma libertação mais rápida do fármaco em 30 minutos. A libertação mais rápida do fármaco pode ser correlacionada com a elevada desintegração e friabilidade observadas neste estudo. Através da libertação in vitro do fármaco das formulações de revestimento, concluiu-se que, entre todas as formulações, a C5 apresentou uma libertação máxima do fármaco, pelo que foi considerada uma formulação optimizada.

Palavras-chave: Dofetilida, Revestimento por compressão, Superdesintegrados, Comprimidos pulsáteis.

CAPÍTULO 1. INTRODUÇÃO

Nos últimos anos, um dos principais objectivos da investigação em matéria de administração de medicamentos é o desenvolvimento de sistemas eficazes de administração de medicamentos com ingredientes activos já existentes no caso da descoberta de novos medicamentos. Muitos dos agentes terapêuticos farmacêuticos são mais eficazes quando disponibilizados a taxas constantes ou perto dos locais de absorção. Têm sido envidados grandes esforços para desenvolver sistemas sofisticados de administração de medicamentos, como dispositivos osmóticos para aplicação oral. O sistema de administração oral de fármacos é mais preferido do que o popular sistema de administração controlada de fármacos na atividade de investigação e desenvolvimento (I&D) farmacêutico, devido ao aumento da sensibilização da comunidade médica e farmacêutica para a importância da utilização segura e eficaz dos fármacos. Este sistema tem por objetivo manter a concentração plasmática do fármaco dentro da janela terapêutica durante um longo período de tempo.

Tradicionalmente, está a tornar-se cada vez mais evidente que a hora específica a que os doentes têm de tomar a medicação pode ser ainda mais significativa do que se reconhecia no passado. A tradição de prescrever medicamentos em intervalos de tempo uniformemente espaçados ao longo do dia, numa tentativa de manter níveis constantes de fármacos ao longo de um período de 24 horas, pode estar a mudar, uma vez que os investigadores referem que alguns medicamentos podem funcionar melhor se a sua administração for coordenada com os padrões dia-noite e os ritmos biológicos. No corpo humano, sistemas como o cardiovascular, o pulmonar, o hepático e o renal apresentam variações na sua função ao longo de um dia típico. São naturalmente seguidos pelos relógios internos do corpo e são controlados pelo ciclo de sono e vigília. Este sistema centra-se na libertação controlada ou sustentada do fármaco, que tem as vantagens de um nível quase constante de fármaco no local de administração, minimizando a flutuação pico-vale da concentração do fármaco no organismo e evitando efeitos adversos. Espera-se também uma redução da dose, da frequência de dosagem e da eficácia e conformidade do doente com este sistema de libertação.

Um padrão de libertação do fármaco não é adequado em determinadas condições de doença. Nessa altura, o perfil de libertação de um sistema de administração é caracterizado por um tempo de atraso. Por outras palavras, o fármaco não deve ser libertado durante o período inicial de administração, seguido de uma libertação rápida e completa (libertação por impulsos) do fármaco, o que se designa por sistema de libertação pulsátil. Este sistema visa a libertação de um fármaco por via oral a uma taxa diferente da constante, ou seja, libertação de ordem zero. O tempo de desfasamento é o intervalo de tempo entre a colocação das formas de dosagem no meio aquoso e a libertação do fármaco da sua forma de dosagem após a rutura ou erosão da camada exterior. O tempo de desfasamento entre 0,5 e 4 horas é desejado para a região superior do trato gastrointestinal e mais de 4 horas para a parte inferior do intestino delgado.

A "cronofarmácia" é constituída por duas palavras: cronobiologia e farmácia.

A cronobiologia é o estudo dos ritmos biológicos e dos seus mecanismos. Os principais ritmos mecânicos do nosso corpo são:

> Circadiano - esta palavra vem da palavra latina "circa" que significa cerca de e "dies" que significa dia e oscilação completada em 24 horas

> Ultradiano - oscilação de menor duração (mais de um ciclo por 24 horas)

> Infradiano - oscilações com duração superior a 24 horas (menos de um ciclo por dia)

Os ritmos circadianos são oscilações endógenas auto-sustentadas que ocorrem com uma periodicidade de cerca de 24 horas e regulam muitas funções do corpo, como o metabolismo, o padrão de sono, a produção de hormonas, etc. Os PDDS são muito importantes em doenças tão disseminadas

que é mencionado a seguir

> Cronofarmacoterapia das doenças que apresentam ritmos circadianos na sua fisiopatologia
Confidencial

> Atividade prolongada durante o dia ou a noite

> Evitar o metabolismo de primeira passagem, por exemplo, proteínas e péptidos

> Tolerância biológica (por exemplo, nitroglicerina transdérmica)

> Para atingir um local específico no intestino, por exemplo, o cólon

> Para a administração programada de hormonas e medicamentos

> Irritação gástrica ou instabilidade do medicamento no fluido gástrico

> Para medicamentos com uma semi-vida curta

> Menor custo diário para o doente devido ao facto de serem necessárias menos unidades de dosagem na terapêutica

> Redução da dose e da frequência de dosagem, bem como dos efeitos secundários

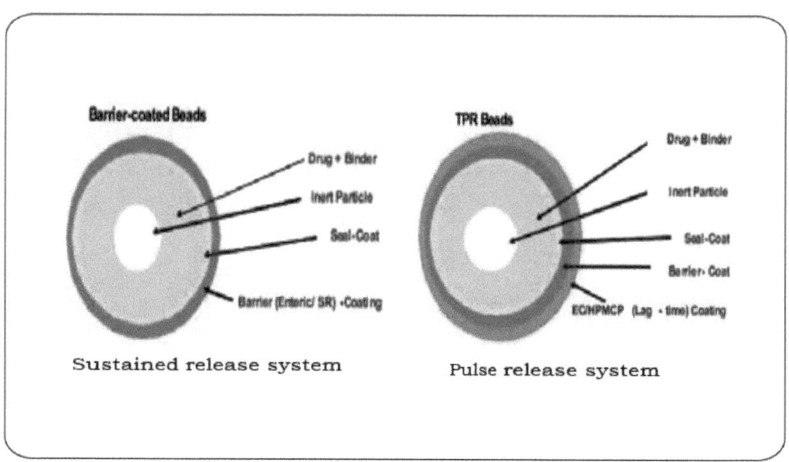

Fig1.1 Uma comparação entre o sistema de libertação sustentada e pulsátil

A PDDS tem vindo a aumentar a sua atenção no tratamento dos picos de sintomas no início da manhã e na exibição do ritmo circardiano. A primeira formulação de administração pulsátil que liberta a substância ativa num momento definido com precisão foi desenvolvida no início da década de 1990. Os vários sistemas de libertação pulsátil de fármacos referidos são apresentados a seguir.

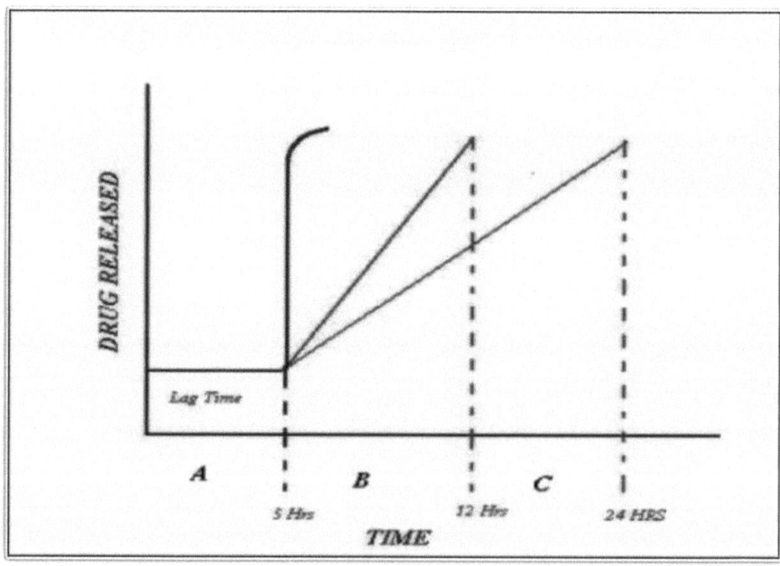

Fig1.2 Diagrama esquemático de diferentes perfis de libertação do fármaco, (a) tempo ideal ou libertação sigmoidal após o tempo de atraso, (b) libertação retardada após o tempo de atraso inicial, (c) libertação sustentada após o tempo de atraso inicial, (d) libertação prolongada sem tempo de atraso.

As formulações de libertação sustentada não são eficazes no tratamento de doenças, especialmente doenças com fisiopatologia cronológica, para as quais a administração pulsátil de fármacos é benéfica. Os diferentes fármacos utilizados nas cronoterapias são os seguintes

Quadro 1.1 O ritmo circadiano e a manifestação de doenças clínicas

SL. Não	Ritmicidade circadiana	Doença
1	Exacerbação mais comum durante o período de sono e ataques após a meia-noite ou de madrugada	Asma
2	Pior de manhã/ao levantar	Rinite alérgica
3	A hormona do crescimento e a melatonina são produzidas durante a noite; a testosterona e o cortisol são produzidos durante a manhã	Secreção de hormonas
4	Mesmo com uma taxa de infusão de heparina constante, o tempo de tromboplastina e o risco de hemorragia variam significativamente durante o dia	Coagulação do sangue
5	Dores de manhã e mais à noite	Artrite reumatoide
6	Pioria dos sintomas na parte média/posterior	Osteoartrite
7	Dor no peito e alterações no ECG mais comuns	Angina de peito
8	Aumento do nível de açúcar no sangue após as refeições	Diabetes mellitus
9	Incidência mais elevada de manhã cedo	Infração do miocárdio
10	Incidência mais elevada de manhã	Acidente vascular cerebral
11	A síntese de colesterol é geralmente mais elevada	Hipercolesterolemia
12	Incidência mais elevada na manhã seguinte	Morte cardíaca súbita
13	Secreção ácida elevada à tarde e à noite	Úlcera péptica
14	Aumento do nível de Dopa durante a tarde	Síndrome de défice de atenção

O tempo de atraso é essencial para os medicamentos que sofrem degradação em meio ácido gástrico, como os medicamentos peptídicos que irritam a mucosa gástrica ou que induzem náuseas e vómitos. Nestas condições, o revestimento entérico proporciona resultados satisfatórios e pode também ser considerado como um sistema de administração pulsátil de medicamentos.

A comparação entre o sistema convencional de libertação sustentada e o sistema de administração pulsátil de fármacos é apresentada em. A abordagem de libertação sustentada, que se transformou num sistema moderno de administração pulsátil de fármacos, tem algumas vantagens:

Quadro 1.2 Medicamentos desenvolvidos ou em desenvolvimento como cronoterapias

SLNo.	Classe	Exemplos de medicamentos
1	Medicamentos cardiovasculares	Verapamil, Felodipina, Propranolol, Captopril, Metoprolol, Diltiazem, Nifedipina, Enalapril, Nitroglicerina, Dofetilida.
2	Medicamentos antiasmáticos	Metilprednisolona, Prednisolona, Albuterol, Terbutalina, Teofilina, Montelucaste de sódio, Budesonida
3	Medicamentos anticancerígenos	Cisplatina, Oxaliplatina, Doxorrubicina, 5-fluorouracilo, Ácido folínico, Metotrexato, Mercaptopurina
4	Anti-inflamatórios não esteróides	Diclofenac sódico, Ibuprofeno, Cetoprofeno, Oximorfona, Indometacina, Tenoxicam, Ácido acetilsalicílico,
5	Diabetes Mellitus	Sulfonilureia, insulina
6	Medicamento anti-angina	Nitroglicerina
7	Medicamentos anti-úlcera	Cimetidina, Ranitidina, Famotidina, Pirenzipina, Omeprazol
8	Medicamentos anti-colesterolemicos	Sinvastatina, Lovastatina
9	Na Doença do Intestino Irritável	Ácido 5-amino-salicílico
10	Outros	Amoxicilina, Vitamina D_3 , Dizepam, Haloperidol, Metilfenidato,

1.1 CLASSIFICAÇÃO DO SISTEMA CRONOFARMACÊUTICO DE ADMINISTRAÇÃO DE MEDICAMENTOS

1.1.1. Sistema de entrega pré-programado

1.1.1.1. Sistema de administração pulsátil de fármacos controlado pelo tempo

Principalmente, o sistema de libertação pulsátil temporizada é capaz de fornecer um ou mais impulsos de libertação rápida em tempos de atraso predeterminados ou em locais específicos, resultando numa melhor absorção com um perfil eficaz de concentração plasmática-tempo para um agente terapêutico. Devido a potenciais limitações do tamanho da forma de dosagem e/ou dos materiais poliméricos e das suas composições, estão a ser abordados alguns sistemas de libertação pulsátil aplicáveis por via oral.

1.1.1.1.1. Sistema baseado na estrutura capsular

A forma de dosagem capsular farmacêutica que liberta o seu conteúdo de fármaco num período de tempo pré-determinado ou num local específico (por exemplo, cólon) no trato gastrointestinal, por exemplo, PULSINCAP. A formulação do medicamento consiste num corpo capsular insolúvel, em tampões expansíveis e degradáveis constituídos por substâncias aprovadas, tais como polímeros hidrofílicos, lípidos e moléculas bioactivas. Após a administração oral, este sistema capsular entra em contacto com o fluido gastrointestinal, o que faz com que o tampão de hidrogel inche e, num período de tempo pré-programado, o tampão é empurrado para fora e liberta rapidamente os medicamentos.

Geralmente, para desenvolver o tampão, são utilizadas substâncias poliméricas como o acetato de polivinilo, o óxido de polietileno, a hidroxipropilcelulose, etc. Este sistema de distribuição também pode ser simplificado através da utilização de um comprimido erodível em vez do tampão de hidrogel. Este comprimido erodível é completamente encaixado numa cápsula para retardar a entrada do fluido. A parte superior da cápsula dissolve-se e este comprimido sofre erosão durante a libertação do fármaco da boca da cápsula.

1.1.1.L2. Sistema baseado num revestimento suscetível de rutura

Trata-se de um sistema de libertação pulsátil controlado no tempo, do tipo reservatório, constituído por uma barreira polimérica insolúvel em água, mas permeável à água, que envolve o núcleo do fármaco. Este núcleo do fármaco é formulado utilizando agentes osmóticos ou aditivos efervescentes que produzem inchaço ou gás. Assim, a partir da forma de dosagem, o fármaco é libertado de um núcleo após a rutura de uma camada de polímero circundante devido a uma pressão hidrostática acumulada no sistema quando este é imerso no meio de libertação. A pressão necessária para romper o revestimento pode ser alcançada com excipientes efervescentes produtores de gás, pressão osmótica interna ou agentes de dilatação.

Foi preparado e avaliado um sistema de libertação pulsada dependente do tempo de sulfato de salbutamol para a asma nocturna, constituído por um núcleo efervescente rodeado por camadas consecutivas de polímeros expansíveis e rompíveis. Este sistema foi preparado pelo método de compressão direta utilizando diferentes proporções de celulose microcristalina e agente efervescente e, em seguida, revestido sequencialmente com uma camada interna de inchamento contendo um hidrocolóide, hidroxipropilmetilcelulose E5 e uma camada externa de rutura com Eudragit RL / RS (1:1).

1.1.1.*L3. Sistema baseado na solubilização ou membrana erodível*

Estes sistemas de administração de fármacos cronotrópicos baseiam-se em dispositivos de reservatório de fármaco revestidos com uma barreira solúvel ou erodível. Esta barreira erode-se ou dissolve-se e o fármaco é subsequentemente libertado rapidamente do núcleo do reservatório após um período de tempo específico predefinido que depende da espessura da camada de revestimento. Nestes sistemas, a libertação do fármaco é controlada pela dissolução ou erosão do revestimento exterior que é aplicado no núcleo que contém o fármaco.

Kanakal et al. prepararam comprimidos osmóticos de teofilina para avaliar o efeito do rácio do solvente de revestimento no tempo de libertação do fármaco. Estes comprimidos foram formulados por compressão direta e revestidos por pulverização com diferentes proporções de água-álcool contendo hidroxipropilmetilcelulose (HPMC, 5 cps) como camada de expansão primária e Eudragit RSPO e RLPO como camada porosa. A viscosidade da solução de revestimento foi determinada utilizando o viscosímetro de Brookfield. A proporção óptima de água/álcool (60:40) como solvente de revestimento produziu uma textura de superfície lisa do comprimido revestido e modulou o tempo de atraso de libertação do fármaco dos comprimidos.

Os comprimidos de libertação pulsátil que podem suprimir a libertação do fármaco no estômago e podem libertar o fármaco rapidamente após um tempo pré-determinado de cerca de 3 horas no intestino. O sistema é constituído por um núcleo, um agente de expansão de PVP reticulado e uma película de revestimento de etilcelulose / Eudragit L. Mas o Eudragit L dissolve-se num ambiente de pH superior a 6 e cria poros na película de revestimento. Assim, a penetração de moléculas de água do meio envolvente através dos poros para o interior do núcleo provoca a expansão do agente de expansão, rebentando a película e libertando o fármaco com um único impulso. A manipulação da espessura da película de revestimento pode controlar o tempo de atraso.

1.1.1.1.4.*Sistema baseado em osmose*

O princípio para ativar o sistema osmoticamente cronomodulado para a libertação rápida de ingredientes activos a partir do dispositivo de entrega deve aumentar a pressão osmótica no interior do dispositivo que actua como força motriz.

Neste caso, o sistema PORT destina-se a administrar o fármaco como um sistema capsular osmoticamente acionado, tendo sido desenvolvido o sistema Port. Este sistema consiste numa cápsula de gelatina revestida com uma membrana exterior semipermeável (por exemplo, acetato de celulose) que contém um tampão insolúvel (por exemplo, lipídico) e um agente osmoticamente ativo juntamente com a formulação do medicamento. Quando este dispositivo entra em contacto com o meio aquoso, a água difunde-se através da membrana semipermeável, resultando num aumento da pressão interna que ejecta o tampão após um período de tempo pré-programado. O tempo de espera é controlado pela espessura da membrana semi-permeável. O sistema mostrou uma boa correlação entre as experiências *in vitro* e *in vivo* em seres humanos e foi utilizado no tratamento da perturbação de défice de atenção e hiperatividade em crianças em idade escolar.

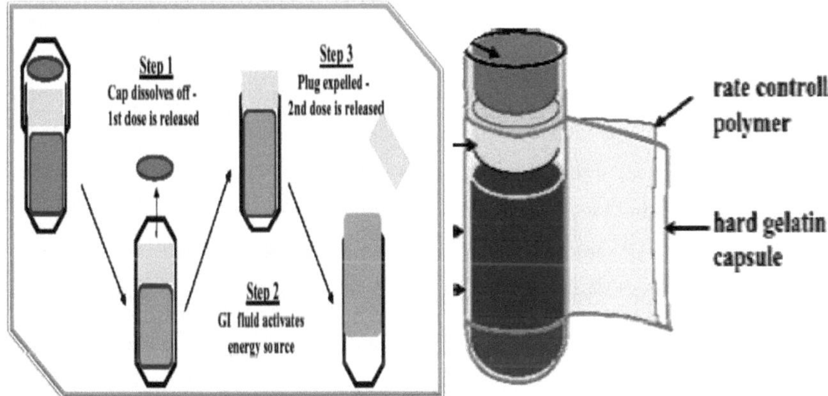

Figura 1.3 O sistema PORT

Mas no sistema capsular osmótico, o fármaco líquido é absorvido em partículas altamente porosas. Neste sistema, o fármaco é libertado através de um orifício de uma cápsula semipermeável suportada por uma camada osmótica em expansão após a dissolução da camada de barreira. O sistema capsular fornece o fármaco através da infusão osmótica de humidade do corpo na cápsula. A parede do orifício criado pela cápsula é constituída por um material elástico, na sua maioria elastómero, por exemplo, copolímero de estireno-butadieno, responsável por esticar a parede sob uma pressão diferencial causada pelo aumento da pressão no interior da cápsula.

1.1.1.2. Sistema de administração pulsátil de fármacos num local específico

De um modo geral, o objetivo do sistema de libertação de receptores e específico do local refere-se ao direcionamento do fármaco diretamente para uma determinada localização biológica, o que significa que o fármaco deve ser libertado no local visado em quantidade suficiente para manter o pico de concentração plasmática durante o período de tempo desejado. Factores ambientais como o pH ou as enzimas presentes no trato intestinal e também o tempo de trânsito controlam a libertação de um sistema controlado no local, ao passo que a libertação do fármaco a partir de sistemas controlados no tempo é controlada principalmente pelo sistema de entrega e não pelo ambiente. Nas últimas duas décadas, o maior desafio para os cientistas é direcionar os fármacos especialmente para a região do cólon do TGI. Anteriormente, o cólon era considerado um órgão inócuo, responsável pela absorção de água, electrólitos e armazenamento de fezes, mas é aceite como um local importante para a administração de fármacos.

1.1.1.2.1 Libertação de fármacos orientada para o pH

A administração induzida de medicamentos é um método de administração que não depende de alterações do pH luminal do TGI, mas sim da alteração do pH no interior da própria forma de dosagem. Basicamente, o estômago e o intestino delgado são a parte do TGI que apresenta variações significativas do pH, com valores que vão de aproximadamente 1,2 no estômago a 6,6 no intestino delgado proximal e um pico de cerca de 7,5 no intestino delgado distal, seguido de um declínio acentuado no cólon, onde o pH luminal é inferior a 7. Exemplos de polímeros dependentes do pH incluem ftalato de acetato de celulose, poliacrilatos, ftalatos de hidroxilpropilmetilcelulose, carboximetilcelulose de sódio, etc., que são utilizados no revestimento entérico para evitar a degradação do fármaco no TGI superior e obter a libertação do fármaco numa parte específica do intestino (de acordo com a solubilidade do polímero a um determinado pH e num local específico do intestino) após um período de tempo pré-determinado. Os pellets entéricos de teofilina podem ser direcionados com êxito para o cólon através da conceção de uma formulação cronofarmacêutica modificada dependente do pH e do tempo. Em conclusão, a libertação pulsátil do fármaco durante um período de 3-12 horas é consistente com os requisitos para a administração de fármacos cronofarmacêuticos. Os resultados do estudo do soro em coelhos da Nova Zelândia mostraram que a formulação desenvolvida proporcionou uma fase de desfasamento significativa de 5 horas.

1.1. L2.2. Enzimas presentes no trato intestinal

A libertação de fármacos controlada por enzimas depende da existência de microrganismos produtores de enzimas no cólon. Os polímeros degradáveis por bactérias, especialmente os azo-polímeros (os primeiros materiais de revestimento a serem investigados no que diz respeito à biodegradabilidade no cólon), foram explorados para libertar um fármaco administrado por via oral no cólon. Na verdade, após a passagem da forma de dosagem através do TGI, esta permanece intacta no estômago e no intestino delgado, onde existe muito pouca atividade microbiana degradável, o que é insuficiente para a clivagem do revestimento de polímero. A microflora do cólon varia entre 10^{11} 10^{12} CFU / mL e as espécies bacterianas no cólon foram estimadas em cerca de 400 (de natureza anaeróbia). A microflora do cólon produz uma variedade de enzimas, incluindo β-glucoronidase, β-xilosidase, β-galactosidase, Igalactosidase, α-arabinosidase, nitroredutase, aza redutase, desaminase e ureia desidroxilase. Estas enzimas podem ser exploradas para a administração de medicamentos específicos ao cólon.

1.1. L2.3. Tempo de trânsito/pressão de várias partes do intestino

De um modo geral, para obter sistemas de administração orientados para um local específico, considera-se suficiente um período de aproximadamente 5 horas, com tempos de atraso de para obter ingredientes farmacêuticos activos no cólon. Basicamente, a pressão luminal é mais elevada no piloro devido ao stress mecânico e no cólon devido à reabsorção de água. Assim, a cápsula de administração do cólon controlada por pressão como unidade única utiliza o aumento da pressão do conteúdo luminal do cólon. O fármaco disperso numa base de supositório e revestido com etilcelulose pode tirar partido do diferencial de pressão no lúmen gastrointestinal. A temperatura do corpo é responsável pela fusão da base do supositório e pelo aumento do seu volume, criando um balão de etilcelulose cheio de líquido. Este balão cheio de líquido é capaz de suportar as contracções do intestino delgado (peristaltismo), mas rompe-se no cólon quando sujeito a contracções intensas no cólon e a conteúdos de viscosidade mais espessa.

1.1.2. Sistema de entrega pulsátil induzido por estímulo

Com base nos processos físico-químicos do organismo, esta nova PDDS induzida por estímulos é concebida no local visado devido a estímulos físico-químicos. Alguns exemplos incluem a libertação de determinadas enzimas, hormonas, anticorpos, pH num local específico, presença de determinadas células, biomoléculas como a glucose, neurotransmissores, mediadores inflamatórios, etc. Estes estímulos biológicos são responsáveis por desencadear a libertação do fármaco a partir do dispositivo de administração.

1.1.2.1. PDDS induzido pela temperatura

Vários sistemas de libertação polimérica sofrem transições de fase e demonstram uma fase de inchaço-desinchaço acentuada em resposta à temperatura, que modula a libertação do fármaco no estado inchado, como os sistemas de hidrogel termo-responsivos. Bae et al., (1995) desenvolveram um padrão de libertação pulsátil de indometacina nas gamas de temperatura entre 200° C e 300° C, utilizando as propriedades de dilatação reversível de copolímeros de N-isopropilacrilamida e butirilacrilamida. Kataoka et al., (2001) desenvolveram micelas poliméricas termossensíveis como transportadores de fármacos para tratar o cancro. Utilizaram poli (A-isopropviacrviamida) funcionalizada na extremidade para preparar a coroa da micela, que mostrou um comportamento de hidratação e desidratação com a alteração da temperatura.

1. L2.2. Sistema de administração pulsátil de fármacos induzido quimicamente

- Dispositivos de libertação de insulina sensíveis à glicose

- Inflamação induzida

- ***Dispositivos de libertação de insulina sensíveis à glicose***

Em particular, o desenvolvimento de tais sistemas de administração está a receber um interesse crescente em resposta à presença de uma enzima ou proteína específica para administrar os ingredientes farmacêuticos activos. No caso da diabetes mellitus tipo 1, foi descrito anteriormente que há um aumento rítmico do nível de glicose no sangue no corpo que requer a injeção de insulina no momento adequado. A tecnologia foi desenvolvida para a libertação automática de insulina em resposta à alteração da concentração de glucose. Sistemas dependentes do pH para sistemas de hidrogel sensíveis à glucose baseados na enzima glucose oxidase que está imobilizada no hidrogel. Esta enzima é responsável por catalisar a oxidação da glicose em ácido glucorónico à medida que a concentração sanguínea de glicose aumenta, o que altera o pH do sistema. Devido à alteração do pH, ocorre a dilatação do polímero, o que resulta na libertação de insulina. A insulina diminui o nível de glicose no sangue e, consequentemente, o nível de ácido glucorónico também diminui e o sistema passa a ser desinchado, diminuindo assim a libertação de insulina. Exemplos de tais polímeros sensíveis ao pH incluem o metacrilato de n-dimetil amino etilo, o quitosano, o poliol, etc. Obaidat e Park prepararam um copolímero de amida de acrilo e glucose de alilo. As unidades de glucose da cadeia lateral do copolímero foram ligadas à concanavalina A. Estes hidrogéis mostraram uma transição de fase sol-gel sensível à glucose, dependente da concentração externa de glucose.

- Sistema de administração pulsátil de medicamentos induzido pela inflamação

Qualquer stress físico ou químico, como uma lesão, uma fratura, etc., actua como estímulo no caso de inflamação devido aos radicais hidroxilo produzidos pelas células que respondem à inflamação. Yui et al., (1992), conceberam e prepararam um sistema cronotrópico reativo à inflamação baseado em estímulos que responde aos radicais hidroxilo e se degrada de forma limitada. Basicamente, o sistema utilizou ácido hialurónico (AH) que é especificamente hidrolisado pela hialuronidase ou por radicais livres presentes no local da inflamação. A degradação do AH através da hialuronidase é muito baixa num estado de saúde normal. Assim, tornou-se possível tratar doentes com doenças inflamatórias, como a artrite reumatoide, com AINEs incorporados em géis de ácido hialurónico como um novo sistema de administração de medicamentos implantável.

1. L2.3. Sistemas de administração pulsátil de medicamentos estimulados externamente

Este tipo de sistema de circuito aberto não é auto-regulado. Mas para libertar o fármaco por impulsos, outra forma de libertação do fármaco num padrão programado pode ser o sistema regulado externamente. Este sistema é magneticamente estimulado, modulado por ultra-sons e fotoestimulado.

1.1.2.3.1Sistema magneticamente estimulado

Contém esferas magnéticas no implante e a sua abordagem baseada na atração magnética é o abrandamento dos fármacos orais no sistema gastrointestinal. O transportador magnético recebe a sua resposta magnética ao campo magnético, como o íman, o ferro, o níquel, o cobalto, etc. A patente dos EUA 2006997863 apresenta um método de tratamento que consiste em partículas magnéticas de domínio único ligadas a um ligando específico para a administração de materiais magnéticos ao doente e a aplicação de um campo magnético alternado para aquecer indutivamente a composição do material magnético que provoca a libertação de agentes activos nas células tumorais visadas. Saslawski et al. desenvolveram uma formulação diferente para a administração *in vitro* de insulina activada magneticamente com base em esferas de alginato.

1. L2.3.2. Sistema modulado por ultra-sons

Neste caso, os ultra-sons são sobretudo utilizados como potenciadores da permeação de fármacos através de barreiras biológicas, como a pele, os pulmões, a parede intestinal e os vasos sanguíneos. Uma onda ultra-sónica provoca a erosão da matriz polimérica, modulando assim a libertação do fármaco. Miyazaki et al., (1998), avaliaram o efeito dos ultra-sons (1

MHz) sobre as taxas de libertação de insulina bovina a partir de matrizes de copolímeros de álcool etilenovinílico e de sistemas de administração de fármacos do tipo reservatório, nos quais se verificou uma queda acentuada dos níveis de glicose no sangue após a aplicação de ondas ultra-sónicas.

1.1.2.3.3. Sistema fotoestimulado

A interação entre a luz e o material pode ser utilizada para modular o sistema de administração de medicamentos. No presente estudo, o material deve absorver a luz no comprimento de onda desejado e utilizar a energia da luz absorvida. Exemplo: nano-casca de ouro (uma fina camada de ouro que envolve um núcleo de nano-partículas activas). A incorporação das nano-cascas num hidrogel NIPAAm-co-AAM formou o material compósito necessário. Quando expostas à luz infravermelha próxima, as nano-cascas absorvem a luz e convertem-na em calor, elevando a temperatura do hidrogel compósito acima da sua temperatura mínima de serviço. O resultado é o aumento da taxa de libertação do fármaco do sistema matricial.

1.2 DOENÇA EM CAUSA

A asma é uma doença inflamatória crónica comum das vias respiratórias, caracterizada por hiperresponsividade a uma variedade de estímulos. Pode ser classificada como intermitente ligeira ou persistente ligeira, moderada ou grave.

A asma afecta 14 a 15 milhões de pessoas nos Estados Unidos. Estima-se que 4,8 milhões de crianças tenham asma, o que a torna a doença crónica mais comum da infância. Com o aumento da compreensão do papel que a inflamação desempenha na asma e a adição de novos agentes farmacológicos, o tratamento desta doença melhorou.

1.2.1. Fisiopatologia da asma

A inflamação das vias respiratórias é o principal problema da asma. Um evento inicial na asma parece ser a libertação de mediadores inflamatórios (por exemplo, histamina, triptase, leucotrienos e prostaglandinas) desencadeada pela exposição a alergénios, irritantes, ar frio ou exercício. Os mediadores são libertados pelos mastócitos brônquicos, macrófagos alveolares, linfócitos T e células epiteliais. Alguns mediadores causam diretamente broncoconstrição aguda, designada por "resposta asmática de fase inicial". Os mediadores inflamatórios também dirigem a ativação de eosinófilos e neutrófilos e a sua migração para as vias respiratórias, onde causam lesões. Esta chamada "resposta asmática de fase tardia" resulta em danos epiteliais, edema das vias aéreas, hipersecreção de muco e hiperresponsividade do músculo liso brônquico. A obstrução variável do fluxo de ar leva a episódios recorrentes de pieira, falta de ar, aperto no peito e tosse.

1.2.2. *Asma nocturna*

Uma exacerbação nocturna variável da doença subjacente à asma, associada a um aumento dos sintomas e da necessidade de medicação, a um aumento da reatividade das vias aéreas e/ou a um agravamento da função pulmonar. Cerca de dois terços dos asmáticos sofrem de sintomas noturnos. A função pulmonar (por exemplo, pico de fluxo expiratório ou FEV1) é normalmente mais elevada às 4 da tarde e mais baixa às 4 da manhã.

Os mecanismos da asma nocturna estão intimamente relacionados com os ritmos circadianos, que influenciam as células inflamatórias e os mediadores, os níveis hormonais e o tónus colinérgico. Os doentes com sintomas de asma nocturna podem ter uma maior ativação nocturna das células inflamatórias e dos mediadores, níveis mais baixos de epinefrina e um aumento do tónus vagal. Além disso, as diferenças subjacentes nos receptores de glucocorticóides e nos receptores P nestes doentes podem diminuir a sua capacidade de resposta à terapêutica. Embora o sono pareça desempenhar um papel na fisiopatologia da asma nocturna, não é essencial para a mesma.

1.2.3. *Causas da asma nocturna*

A asma nocturna deve-se provavelmente a múltiplos factores e não a uma única causa. Os ataques de asma são agravados principalmente por factores irritantes. A exposição a alergénios durante o dia pode ser tão importante como a exposição a alergénios no quarto durante o sono. Uma série de eventos fisiológicos de três a oito horas são mais fracos cerca das 4 horas da manhã após a exposição inicial, denominada resposta tardia à asma (RAT); pode coincidir com a noite para algumas pessoas e pode persistir durante as noites. Nalgumas pessoas, a inflamação agrava-se de forma correspondente às alterações circadianas nas taxas de fluxo expiratório máximo durante a noite. Outro fator que contribui para a asma nocturna pode ser as secreções das vias aéreas. Cerca de 70% dos asmáticos sofrem de gotejamento pós-nasal e/ou sinusite crónica. A asma melhora frequentemente quando os seios nasais são desobstruídos durante o dia. O broncoespasmo produz-se após uma breve exposição ao ar frio e seco. A respiração de ar quente e humidificado pode inverter esta situação.

1.2.4. *Tratamento da asma nocturna*

A cronoterapêutica é a sincronização dos níveis de medicação no tempo com referência à necessidade, tendo em conta os ritmos biológicos na fisiopatologia das condições médicas e/ou as dependências do ritmo na tolerância do doente a determinadas intervenções químicas. Baseia-se na importância dos ritmos biológicos na fisiopatologia das condições médicas e utiliza a calendarização da medicação para proporcionar a máxima eficácia e a mínima toxicidade. A terapia disponível inclui corticosteróides inalatórios e orais, teofilina, agonistas P de ação prolongada, agentes modificadores dos leucotrienos e medicação anticolinérgica. As formulações de teofilina podem ser administradas à hora de deitar, de modo a que o nível sanguíneo do fármaco aumente quando a obstrução das vias respiratórias estiver a aumentar, enquanto os efeitos adversos são reduzidos. Para este efeito, é administrada uma vez por dia à noite para o tratamento da asma nocturna. Outro aspeto da terapêutica com teofilina é a forma como pode funcionar em conjunto com corticosteróides inalados como parte de um regime cronoterapêutico. Esta interação é importante, uma vez que a terapêutica com corticosteróides inalados utilizada em doentes com asma moderada a grave nao conseguiu controlar uma percentagem significativa dos sintomas asmáticos noturnos.

CAPÍTULO 2. REVISÃO DA LITERATURA

1. Tina Raju et.al.,2015[22]

O sistema é composto por duas partes, um núcleo de comprimido contendo o ingrediente ativo e outros excipientes, e materiais de revestimento constituídos por polímero hidrofílico e hidrofóbico. O núcleo contendo Cloridrato de Tramadol como composto bioativo foi preparado pelo método de compressão direta e avaliado quanto à espessura, dureza, variação de peso e friabilidade. Os materiais de revestimento consistiram em polímero hidrofóbico (etilcelulose) e materiais hidrofílicos (HPMC K4 M) utilizados em diferentes concentrações. Os comprimidos preparados foram avaliados em termos de propriedades microméricas (densidade aparente, densidade de batimento, ângulo de repouso e índice de Carr), dureza, espessura, variação de peso, friabilidade, uniformidade do conteúdo do fármaco e estudo de libertação do fármaco in vitro. O estudo do fármaco-excipiente foi efectuado utilizando FTIR. Os estudos de libertação do fármaco in-vitro foram efectuados utilizando três meios de dissolução com pH 1,2, 6,8 e 7,4 sequencialmente, referidos como método de alteração sequencial do pH. A partir dos resultados obtidos, a formulação A5 foi selecionada como uma formulação optimizada para a conceção de um dispositivo de comprimidos pulsáteis revestidos por pressão.

2. D. Pavani et.al.,2015[37]

No presente trabalho de investigação, foi formulado e desenvolvido um sistema de administração pulsátil de comprimidos de tartarato de metoprolol utilizando a tecnologia de revestimento por compressão. Inicialmente, os comprimidos do núcleo foram preparados utilizando várias concentrações de superdesintegrantes, os comprimidos do núcleo formulados foram revestidos com os polímeros utilizando a tecnologia de revestimento por compressão. Todas as formulações de comprimidos com núcleo e revestidos por compressão foram submetidas a vários testes de avaliação física e química para comprimidos com núcleo e revestidos por compressão. A espessura, a dureza e a variação de peso apresentadas por todas as formulações de comprimidos foram consideradas dentro dos limites da farmacopeia oficial. A libertação in vitro das formulações F1-F3 de tartarato de metoprolol em comprimidos com núcleo foi realizada, tendo a F1 mostrado uma libertação mais rápida do fármaco após 20 minutos. A libertação mais rápida do fármaco pode ser correlacionada com a elevada desintegração e friabilidade observadas neste estudo. As formulações pulsáteis C1, C2 e C3 apresentaram uma libertação máxima do fármaco após 3 horas. C5 e C9 apresentaram a libertação máxima do fármaco após 8 horas. O sistema de libertação de fármaco pulsátil dependente do tempo foi conseguido a partir do comprimido da formulação C5 e C9 com 98,37% e 99,9%.

3. Chaithanya Krishna Mylangam et.al.,2015[47]

O objetivo deste estudo foi avaliar os dois graus de viscosidade diferentes do óxido de polietileno

(PEO WSR 1105 e PEO WSR COAGULANTE) como polímeros de revestimento por compressão na cronoterapia da hipertensão. O aumento da solubilidade do olmesartan medoxomil foi efectuado através da incorporação do desintegrante (crospovidona) e do tensioativo (Poloxâmero 188) na formulação do núcleo e foram comprimidos pela técnica de compressão direta. A técnica de revestimento por compressão envolve a preparação do núcleo do comprimido, que contém o fármaco, e o revestimento por compressão de polímeros hidrofílicos ou hidrofóbicos de controlo da taxa à volta do revestimento. Os comprimidos foram avaliados quanto às caraterísticas físico-químicas de acordo com os métodos descritos na Farmacopeia Indiana e na Farmacopeia dos Estados Unidos. Observou-se um aumento significativo da solubilidade do olmesartan medoxomil em comparação com o fármaco puro. Além disso, a libertação do fármaco da formulação optimizada foi comparável à do comprimido comercial (OLMEZEST). O perfil de libertação desejado correspondente às formulações concebidas para a cronoterapia da hipertensão foi alcançado com ambos os tipos de óxido de polietileno. Foi necessária uma menor concentração de PEO WSR COAGULANTE (alta viscosidade) em comparação com o PEO WSR 1105 (baixa viscosidade) para atingir o perfil de libertação desejado, indicando o efeito da viscosidade na capacidade de retardamento da libertação do fármaco do polímero.

4. Ehab I. Taha et.al.,2014[44]

O presente estudo foi realizado com o objetivo de 1) formular uma administração cólica pulsátil de sinvastatina (SIM) como cronoterapia para o tratamento da hipercolesterolemia e 2) melhorar o perfil de dissolução do sistema cronoterapêutico de SIM preparado. As formulações à base de lípidos foram utilizadas para formular a SIM em cápsulas revestidas com Eudragit® S100. A SIM foi formulada utilizando diferentes percentagens de Cremophor EL40, Capmul MCM EP e PEG 400. As cápsulas revestidas com SIM (SIMcc) foram avaliadas quanto à libertação do fármaco em diferentes meios de pH. Os resultados mostraram que as SIMcc foram capazes de suportar o pH ácido durante 2 horas. A taxa de libertação do fármaco foi mais elevada (88%) nas SIMcc que continham 10% de polietilenoglicol (PEG) 400. Em conclusão, o Eudragit® S100, como polímero dependente do tempo e específico do local, retarda a libertação de SIM das cápsulas revestidas; por conseguinte, as SIMcc podem ser consideradas como um tratamento pulsátil bem sucedido da hipercolesterolemia. Além disso, o perfil de dissolução das SIMcc à base de lípidos foi melhorado em comparação com o das cápsulas cheias de SIM.

5. Subashini Rajaram et.al.,2014[32]

O presente estudo teve como objetivo formular e avaliar comprimidos pulsáteis de Ramipril e Telmisartan em cápsulas utilizando os polímeros Eudragit RL100 e Eudragit RS100 para o tratamento da hipertensão. O núcleo do comprimido de telmisartan para libertação sustentada foi preparado pelo método de compressão direta. A mistura de ramipril produziu uma libertação imediata para o ambiente (ácido). A mistura e o núcleo do comprimido foram incorporados numa cápsula de gelatina dura com "1" no seu tamanho e as cápsulas cheias foram avaliadas quanto às suas caraterísticas físico-químicas. O resultado da avaliação pré e pós-compressão está em conformidade com os limites padrão com desvios padrão mínimos. O perfil de libertação de fármaco in vitro da camada de libertação imediata mostra que a formulação FM3 resulta numa libertação de fármaco de 60% aos 20 minutos e de 98% aos 50 minutos. O estudo de libertação in vitro do núcleo do comprimido, como o telmisartan, começou a ser libertado à terceira hora e a libertação de 98% do fármaco foi conseguida pela FS3 à décima segunda hora, sendo linear em comparação com outras formulações preparadas. Em conclusão, a libertação pulsátil do fármaco pode ser benéfica para libertar o fármaco no momento certo e no ambiente certo para a terapia hipertensiva e também melhora a adesão do doente.

6. Amrinder Singh et.al.,2014[29]

O principal objetivo deste estudo foi conceber e desenvolver um medicamento pulsátil destinado ao tratamento da rigidez matinal e ao alívio sintomático da dor em doentes com artrite reumatoide. O aceclofenac de sódio foi escolhido como fármaco modelo para o estudo. Os comprimidos de libertação pulsátil desenvolvidos consistiam numa camada interna de comprimido central de desintegração rápida contendo o ingrediente ativo e um superdesintegrante, enquanto a camada externa de barreira revestida por compressão era composta por diferentes polímeros em proporções variadas. O revestimento por compressão dos comprimidos com núcleo optimizado foi feito utilizando diferentes graus de dois polímeros, ou seja, HPMC K4M e etilcelulose em concentrações variáveis. Foram preparadas seis formulações e avaliadas quanto ao teste de variação de peso, espessura, dureza, friabilidade, tempo de atraso e estudo de dissolução. Observou-se um aumento do tempo de espera com o aumento da concentração de etilcelulose. Verificou-se que a formulação C5 contendo HPMC K4M & EC (20:80) proporcionou um tempo de latência máximo de 5 horas e, por conseguinte, foi revestida entérica com uma solução de 3% de CAP (ftalato de acetato de celulose), de modo a aumentar o tempo de latência e minimizar a variabilidade na região gástrica. A formulação revestida com CAP apresentou um tempo de latência de 7 horas e 98% de libertação do fármaco.

7. Patel KJ et.al.,2014[12]

O objetivo do presente estudo foi desenvolver uma formulação multiparticulada específica para o cólon como sistema cronofarmacêutico de administração de fármacos (ChrDDS) para o tratamento da artrite reumatoide, que é influenciada pelo ritmo circadiano. A conceção básica consiste num sistema multiparticulado central revestido por vários polímeros para evitar a libertação prematura do fármaco no TGI superior. Esta otimização é feita com base em vários parâmetros, como a eficiência de aprisionamento, o rendimento da produção, o tamanho médio, o índice de inchamento e o estudo de libertação in vitro. A eficiência de aprisionamento e o rendimento de produção do método de gelificação iónica foram os mais elevados de todos os métodos. A concentração de pectina (6%) deu a maior propriedade sustentável e a concentração de CaCl2 (6%) teve uma boa propriedade de ligação cruzada. O revestimento do multiparticulado foi efectuado com quitosano e Eudragit S-100. A libertação programável de fármacos cronofarmacêuticos foi conseguida a partir de multiparticulados de pectina revestidos com Eudragit S-100 ao longo de um período de 12 horas, consistente com as exigências da administração cronoterapêutica de fármacos para a artrite reumatoide.

8. Krishnaveni. G et al 2013[20]

desenvolveu comprimidos de libertação prolongada de montelucaste de sódio revestidos por prensagem para atingir a função de desintegração ou rutura controlada pelo tempo com um tempo de atraso pré-determinado distinto e produzir uma libertação sustentada do fármaco para se adequar à cronoterapia da doença, ou seja, asma brônquica. O núcleo do comprimido foi revestido com polímeros naturais, tais como goma xantana, goma guar e uma mistura dos mesmos, respetivamente. Os comprimidos de libertação prolongada de montelucaste de sódio revestidos por pressão podem ser obtidos utilizando a técnica de compressão direta. A mistura de goma xantana e goma de guar proporciona um tempo de atraso suficiente para a libertação temporizada de montelucaste de sódio, útil para a cronofarmacoterapia da asma

9. Patel Tejaskumar et.al.,2013[11]

Formulação e avaliação de um sistema de administração oral e pulsátil de fármacos para obter a libertação temporizada de sulfato de salbutamol. A conceção básica consiste num núcleo de comprimidos preparado pelo método de compressão direta e revestido com uma camada interna expansível contendo 30% de HPMC E5. Todo o dispositivo foi revestido entérico com ftalato de acetato de celulose a 5%, o que permite ultrapassar o tempo de esvaziamento gástrico. Os comprimidos pulsáteis preparados foram avaliados quanto ao teor de fármaco, espessura e perfil de libertação in vitro e outros parâmetros. Foram selecionadas três formulações optimizadas e submetidas a estudos adicionais, como o efeito da camada interior de inchaço no tempo de atraso, o efeito da camada exterior de rutura, o efeito da velocidade da pá na libertação do fármaco, etc. Verificou-se que os perfis de libertação in vitro do dispositivo pulsátil durante os estudos de seis horas tinham uma eficácia de sustentação muito boa. Durante as primeiras quatro horas não houve libertação de fármaco e entre as 5 e as 6 horas observou-se uma libertação imediata. O aumento do nível da camada de rutura (CAP) aumentou a resistência mecânica e retardou a absorção de água, prolongando assim o tempo de atraso. O tempo de atraso dos comprimidos pulsáteis diminuiu com o aumento da quantidade de HPMC E5 na camada de revestimento interno.

10.   Akila R. M et.al.,2013[10]

O cloridrato de metformina foi concebido para controlar a hiperglicemia matinal e sincronizar o ritmo circadiano da Diabetes Mellitus. O sistema de administração do fármaco foi preparado utilizando HPMC K100M como polímero interno expansível e etilcelulose (18cps) como polímero externo rompível. O núcleo do comprimido foi preparado por compressão direta. A etilcelulose contendo citrato de trietilo como plastificante foi revestida no núcleo do comprimido por revestimento em película. O comprimido revestido por película preparado foi avaliado para o estudo de dissolução in vitro do fármaco para obter uma libertação imediata desejável do fármaco após um tempo de atraso de 6 horas. O estudo de compatibilidade fármaco-excipiente por espetrofotómetro de infravermelhos mostrou que todos os excipientes eram compatíveis com o fármaco. O estudo de estabilidade foi efectuado para a formulação optimizada desejada durante um período de 3 meses e mostrou uma diferença insignificante.

11.   Chaudhari S P. et al.2013[17]

formulou os comprimidos de libertação por impulsos de Atenolol e investigou o seu desempenho in-vitro. Assim, o estudo foi concebido para, em primeiro lugar, aumentar a solubilidade e a biodisponibilidade do fármaco, formulando o núcleo do comprimido de dissolução rápida do complexo ciclodextrina-fármaco, utilizando lactose seca por pulverização, mucilagem-lactose seca por pulverização e superdesintegrantes pelo método de compressão direta. Em seguida, os comprimidos pulsáteis foram preparados por revestimento por compressão utilizando 2^3 design fatorial com diferentes polímeros como variáveis independentes, nos quais lubritab, goma xantana, Polyox WSR301 e dicálcio-fosfato foram utilizados em diferentes concentrações para manter o tempo de atraso. O comprimido revestido por compressão de atenolol forneceu com êxito o fármaco no momento certo e no sítio certo. Foi uma formulação melhor em comparação com os comprimidos convencionais

12.   Javed Qureshi et.al.,2012[23]

A conceção básica da forma de dosagem proposta implica um corpo de cápsula reticulado insolúvel preenchido com pellets carregados com o medicamento, selado com um tampão hidrocolóide e uma tampa de cápsula solúvel. Foram utilizados vários polímeros hidrocolóides, nomeadamente, hidroxipropilmetilcelulose (HPMC), hidroxipropilcelulose (HPC), alginato de sódio, óxido de polietileno (PEO) e goma de guar, para otimizar o material do tampão na libertação, a fim de modular o período de retardamento. Para evitar a variabilidade do tempo de trânsito gástrico, todo o sistema foi revestido com dispersão de Eudragit S100/Eudragit L100 (4:1), um sistema de polímero entérico que se dissolve a pH 6,8. A libertação pulsátil de tempo específico com um período de retardamento de 4 h foi conseguida com cápsulas de gelatina insolúvel reticuladas contendo pellets preparados a partir de Avicel PH 101/lactose (80:10) e 3% de Acidisol como desintegrante. Os dados in vitro indicam que o sistema pulsátil desenvolvido libertou quase 98% do fármaco de forma imediata após o período de atraso pré-determinado de 4 h.

13.   Amol M et.al.,2012 [36]

O presente trabalho trata do estudo e desenvolvimento de uma forma de dosagem oral concebida para libertar o fármaco após um período de tempo programado após a administração. O comprimido de libertação pulsátil é composto por um núcleo que contém o fármaco e um revestimento polimérico sensível ao pH, capaz de retardar a libertação do fármaco e de proporcionar resistência gástrica para ultrapassar a variabilidade do esvaziamento gástrico, permitindo assim a libertação no cólon de acordo com a abordagem dependente do tempo. O objetivo deste trabalho é avaliar diferentes polímeros sensíveis ao pH (Eudragit S-100, etilcelulose, alginato de sódio) em diferentes proporções no desenvolvimento de uma forma de dosagem adequada, exibindo uma libertação de fármaco nula nas regiões superiores do trato gastrointestinal (GIT), a fim de proporcionar uma especificidade local, bem como uma formulação controlada no tempo. Os comprimidos preparados são caracterizados em termos de parâmetros físicos, teor de fármaco, libertação de fármaco in vitro, tempo de atraso e estudos de estabilidade.

CAPÍTULO 3. FINALIDADE E OBJECTIVO

Objetivo:

O objetivo do presente estudo é formular e avaliar comprimidos pulsáteis de dofetilida utilizando a técnica de revestimento por pressão.

Objetivo do estudo:

A presente investigação tem por objetivo :

1. Desenvolvimento de um método analítico para a estimativa de Dofetilida.

2. Estudo da interação fármaco-excipiente por FTIR.

3. Formulação de um sistema de administração de fármacos pulsátil contendo Dofetilida -

(A)   Formulação de um comprimido central de libertação rápida

(B)   Formulação de comprimidos de libertação pulsátil

3. Investigação da formulação acima no que respeita a -

(A)   O comprimido central de libertação rápida será investigado para

I) Espessura, diâmetro, dureza

II) Estudos de dissolução *in vitro*

(B)   O comprimido de libertação pulsátil será investigado para

I) Espessura, diâmetro, dureza

II) Libertação do fármaco *in vitro*

CAPÍTULO 4. PLANO DE TRABALHO

1. Preparação de pós

2. Avaliação de pós

- Ângulo de repouso

- Densidade aparente

- Densidade de rosca

- Propriedades do fluxo de pó

- Solubilidade

3. Compressão de pós em comprimidos

4. Avaliação dos comprimidos

- Espessura

- Dureza

- Friabilidade

- Uniformidade de peso

- Conteúdo do medicamento

- Dissolução in vitro

- Estudos de flutuabilidade in vitro

5. Espectroscopia de absorção de IV

CAPÍTULO 5

5.1. PERFIL DO MEDICAMENTO

Nome do medicamento : DOFETILIDE

Denominação Iupac: N-[4-(2-{[2(4metanossulfonamidofenil) etil](metil) amino} etoxi) fenil]metanossulfonamida

Sinónimos : Tikosyn, Dofetilidum, Dofetilide, Dofetilida.

Solubilidade : É muito ligeiramente solúvel em água e propan-2-ol e é solúvel em hidróxido de sódio aquoso 0,1M, acetona e ácido clorídrico aquoso 0,1M.

Descrição :

A dofetilida é um agente antiarrítmico de classe III, aprovado pela Food and Drug Administration (FDA) para a manutenção do ritmo sinusal em indivíduos propensos à formação de fibrilhação auricular e flutter, e para a cardioversão química para o ritmo sinusal a partir de fibrilhação auricular e flutter.

Ponto de fusão : 149-152°C

CAS NO : 115256-11-6

Estrutura:

Fórmula molecular : $C_{19}H_{27}N_3O_5S_2$

Peso molecular : Médio: 441.565 Monoisotópico: 441.139212369 g/mol.

Biodisponibilidade: >90%.

Meia-vida : 10 horas

Ligação às proteínas : 60% -70%

Formas de apresentação   : cápsula

Dose : 5,25,125mg

Categoria : Agentes anti-arritmia, bloqueadores dos canais de potássio

Farmacodinâmica :

A dofetilida é um fármaco antiarrítmico com propriedades de Classe III (prolongamento da duração do potencial de ação cardíaco) e está indicada para a manutenção do ritmo sinusal normal. A dofetilida aumenta a duração do potencial de ação monofásico de uma forma previsível e dependente da concentração, principalmente devido ao atraso da repolarização. Em concentrações que abrangem várias ordens de grandeza, a dofetilida bloqueia apenas a IKr, sem bloqueio relevante das outras correntes de potássio repolarizantes (por exemplo, IKs, IK1). Em concentrações clinicamente relevantes, a dofetilida não tem efeito sobre os canais de sódio (associados ao efeito de classe I), os receptores alfa adrenérgicos ou os receptores beta adrenérgicos.

Mecanismo de ação:

O mecanismo de ação da Dofetilida consiste no bloqueio do canal iónico cardíaco que transporta o componente rápido da corrente de potássio de retificação tardia, IKr. Esta inibição dos canais de potássio resulta num prolongamento da duração do potencial de ação e do período refratário efetivo das vias acessórias (condução anterógrada e retrógrada na via acessória).

Propriedades farmacocinéticas:

Absorção: A dofetilida é bem absorvida na sua forma oral, com uma biodisponibilidade de >90%.

Distribuição: A semi-vida de eliminação da dofetilida é de aproximadamente 10 horas; no entanto, esta varia com base em muitos factores fisiológicos (mais significativamente a depuração da creatinina), e varia entre 4,8 e 13,5 horas. Devido ao nível significativo de eliminação renal (80%

inalterado, 20% metabolitos), a dose de dofetilida deve ser ajustada para evitar a toxicidade devida a uma função renal diminuída

Metabolismo: Cerca de 20 por cento da dofetilida é metabolizada no fígado através da isoenzima CYP3A4 do sistema enzimático citocromo P450.

Eliminação: Nos rins, a dofetilida é eliminada por troca catiónica (secreção).

Efeitos adversos:

Tonturas, dor de cabeça, sintomas de infeção do trato respiratório (por exemplo, tosse, febre ligeira, espirros, dor de garganta), reacções alérgicas graves (erupção cutânea; urticária; comichão; dificuldade em respirar; aperto no peito; inchaço da boca, face, lábios, garganta ou língua; rouquidão invulgar), ansiedade, ardor, dormência ou formigueiro, dores no peito, maxilar ou braços, confusão, dificuldade ou dor ao urinar, desmaios, batimentos cardíacos rápidos, lentos ou irregulares, incapacidade de se mover (incluindo a face), fraqueza unilateral, dor de cabeça grave ou persistente, falta de ar, fala arrastada, náuseas ou vómitos súbitos e graves, inchaço das mãos, tornozelos ou pés, sintomas de problemas hepáticos (por exemplo, urina escura, perda de apetite, fezes claras, dor de estômago, cansaço invulgar, amarelecimento da pele ou dos olhos), suores invulgares, problemas de visão.

Armazenamento:

Conservar a dofetilida à temperatura ambiente, entre 15 e 30 graus Celsius (59 e 86 graus Fahrenheit). Conservar ao abrigo do calor, humidade e luz.

5.2. CROSCARMELOSE DE SÓDIO

Sinónimos: Ac-Di-Sol, Explocel, Solutab.

Nome químico: Celulose, éter carboximetil

Fórmula empírica e peso molecular: A croscarmelose de sódio é um polímero reticulado de carboximetilcelulose de sódio.

Categoria funcional: Desintegrante de comprimidos e cápsulas.

Aplicações na formulação ou tecnologia farmacêutica: É utilizado em formulações farmacêuticas orais como um desintegrante para cápsulas, comprimidos e grânulos. Podem ser utilizadas concentrações até 5% w/w como desintegrante de comprimidos.

Descrição: Pó branco ou branco-acinzentado, inodoro.

Solubilidade: Solúvel em água, embora a croscarmelose de sódio inche rapidamente até 4-8 vezes o seu volume original em contacto com a água. Praticamente insolúvel em acetona e etanol.

Estabilidade e condições de armazenamento: É um material estável, embora higroscópico. Deve ser armazenado num recipiente bem fechado, num local fresco e seco.

Incompatibilidades: A croscarmelose sódica não é compatível com ácidos fortes nem com sais solúveis de ferro e alguns outros metais, como o alumínio, o mercúrio e o zinco.

Segurança: É utilizado principalmente como desintegrante em formulações farmacêuticas orais e é geralmente considerado como um material essencialmente não tóxico e não irritante.

5.3. GLICOLATO DE AMIDO DE SÓDIO

Nome químico: Éter carboximetilado de amido

Peso molecular: 500.000-110 00.000.

Gravidade específica: 0,95

Ponto de fusão: Castanho a 338°C

Categoria funcional: : É utilizado em formulações farmacêuticas orais como desintegrante para cápsulas, comprimidos e grânulos. Concentrações até 5% w/w podem ser utilizadas como desintegrante de comprimidos.

Descrição: É um pó sólido branco, inodoro e insípido, que flui livremente.

Solubilidade: Insolúvel em água fria, água quente.

Manuseamento e armazenamento

Manter o glicolato de amido sódico afastado do calor. Manter afastado de fontes de ignição. Os recipientes vazios representam um risco de incêndio, evaporar o resíduo sob um exaustor. Ligar à terra todo o equipamento que contenha material. Não respirar as poeiras. Manter o contentor bem fechado. Manter o recipiente de Glicolato de Amido Sódico numa área fresca e bem ventilada.

5.4. CROSSPOVIDONA

Denominação química: Homopolímero de 1-etenil-2-pirrolidinona.

Fórmula empírica e peso molecular: $(C_6H_9NO)n$

Densidade: 1,20 g/cm^3

Ponto de fusão: 150° C

Categoria funcional: Desintegrante e superdesintegrante .

Solubilidade: Completamente insolúvel em água, ácidos, álcalis e todos os solventes orgânicos. Higroscópico. Incha rapidamente em água. Dispersa-se rapidamente em água, mas não forma gel mesmo após exposição prolongada.

Atividade química: Quimicamente inerte. Tem uma elevada capacidade de adsorção, forma complexos físicos reversíveis com muitas moléculas

Descrição: : Pó branco, de fluxo livre e compressível. Um homopolímero sintético de N-vinil-2-pirrolidona reticulado.

Teor de humidade: A crospovidona contém aproximadamente 5% (p/p) de água de cristalização e normalmente tem um teor de água de 4,5-5,5% (p/p).

<h3 align="center">5.5. POVIDONA K-30</h3>

Polivinilpirrolidina

Categoria funcional : Aglutinante de comprimidos

Aplicações na Formulação ou Tecnologia Farmacêutica:

Excelentes excipientes farmacêuticos.

Aglutinantes de granulação para comprimidos.

Descrição: O produto apresenta-se sob a forma de um pó branco de fluxo livre. É inodoro ou tem um ligeiro odor caraterístico e é insípido.

Ponto de fusão: decomposição a 150 °C.

Humidade: ≤ 5,0%

Solubilidade: A povidona é praticamente insolúvel em etanol (95%) e em éter. Dissolve-se numa solução de hidróxido de sódio (1:10), produzindo uma solução viscosa e incha em água.

Estabilidade e condições de armazenamento: Trata-se de um material estável, embora higroscópico. O pó deve ser armazenado num recipiente bem fechado.

Segurança: É ligeiramente perigoso em caso de contacto com a pele, com os olhos ou por inalação.

<h2 align="center">5.6 Celulose microcristalina</h2>

* **Sinónimos :** Avicel PH; Celex; gel de celulose; Celphere; Ceolus KG; celulose cristalina; E460;

Emcocel; Etisferas;

- **Nome químico** : Celulose

- **Fórmula empírica:** $(C_6H_{10}O_5)n$ em que $n \approx 220$.

- **Peso molecular** : $\approx 36\ 000$

- **Categoria funcional** : Adsorvente; agente de suspensão; diluente de comprimidos e cápsulas; desintegrante de comprimidos.

- **Aplicações** : A celulose microcristalina é amplamente utilizada em produtos farmacêuticos, principalmente como aglutinante/diluente em formulações orais de comprimidos e cápsulas, onde é utilizada tanto em processos de granulação húmida como de compressão direta. Para além da sua utilização como aglutinante/diluente, a celulose microcristalina tem também algumas propriedades lubrificantes e desintegrantes que a tornam útil na formação de comprimidos. A celulose microcristalina é também utilizada em cosméticos e produtos alimentares.

UTILIZAÇÕES DA CELULOSE MICROCRISTALINA

Utilização	Concentração (%)
Adsorvente	20-90
Anti-aderente	5-20
Aglutinantes/diluentes de cápsulas	20-90
Desintegrante de comprimidos	5-15
Aglutinante/diluente de comprimidos	20-90

- **Descrição** : A celulose microcristalina é uma celulose purificada, parcialmente despolimerizada, que se apresenta como um pó cristalino branco, inodoro, insípido, composto por partículas porosas. Está disponível comercialmente em diferentes tamanhos de partículas e graus de humidade que têm diferentes propriedades e aplicações.

- **Ângulo de repouso (θ)** : 34.4°

- **Densidade (a granel)** : 0,337 g/cm^3 para Avicel P^H 200,

    0,32 g/cm^3 para Avicel P^H 101

- **Densidade (batida):** 0,478 g/cm^3 para Avicel 200

    0,45 g/cm^3 para Avicel P^H -101

- **Densidade (verdadeira) :** 1,512-1,668 g/cm^3

- **Fluidez :** 1,41 g/s

- **Ponto de fusão :** 260-270°C.

- **Teor de humidade :** Tipicamente inferior a 5% w/w. A celulose microcristalina é higroscópica.

- **Distribuição do tamanho das partículas:** O tamanho médio típico das partículas é de 20-200 pm.

- **Solubilidade :** Ligeiramente solúvel em solução de hidróxido de sódio a 5% p/v; praticamente insolúvel em água, ácidos diluídos.

- **Área de superfície específica:** 1,21-1,30 m^2 /g para Avicel P^H -101

    0,78-1,18 m^2 /g para Avicel P^H -200.

- **Estabilidade :** A celulose microcristalina é um material estável, embora higroscópico.

- **Condições de armazenamento :** O material a granel deve ser armazenado num recipiente bem fechado, num local fresco e seco.

- **Segurança :** É amplamente utilizada em formulações farmacêuticas orais e é geralmente considerada como um material relativamente não tóxico e não irritante. O abuso deliberado de formulações contendo celulose, quer por inalação quer por injeção, resultou na formação de granulomas de celulose.

5.7. ESTEARATO DE MAGNÉSIO

- **Sinónimos :** Octadecanoato de magnésio; ácido octadecanóico, sal de magnésio; ácido esteárico, sal de magnésio.

- **Massa molecular :** 591,34.

- **Fórmula estrutural :** [CH $_3$ (CH $_2$) $_{16}$ COO] $_2$ Mg

- **Categoria funcional :** Lubrificante de comprimidos e cápsulas

- **Aplicações na tecnologia de formulação farmacêutica :** É utilizado principalmente como lubrificante no fabrico de cápsulas e comprimidos em concentrações entre 0,25 % e 5,0 % w/w.

- **Descrição:** O estearato de magnésio é um pó fino, branco, precipitado ou moído, impalpável, de baixa densidade aparente, com um ligeiro odor a ácido esteárico e um sabor caraterístico. O pó é gorduroso ao tato e adere facilmente à pele.

- **Formas cristalinas :** O estearato de magnésio de alta pureza foi isolado como tri-hidrato, di-hidrato e an-hidrato.

- **Fluidez :** Pó pouco fluido e coeso.

- **Intervalo de fusão**: 117-150° C (amostras comerciais) 126-130° C (estearato de magnésio de elevada pureza).

- **Solubilidade** : Praticamente insolúvel em etanol, etanol (95 %), éter e água; ligeiramente solúvel em benzeno quente e etanol quente (95 %).

- **Área de superfície específica**: 1,6-14,8 m /g^2

- **Densidade (a granel)** : 0,159 g/cm^3

- **Densidade (batida)** : 0,286 g/cm^3

- **Densidade (verdadeira)** : 1,092 g/cm^3

- **Estabilidade e condições de armazenamento** : O estearato de magnésio é estável e deve ser armazenado num recipiente bem fechado, num local fresco e seco.

- **Incompatibilidades** : Incompatível com ácidos fortes, álcalis e sais de ferro, materiais oxidantes fortes. O estearato de magnésio não pode ser utilizado em produtos que contenham aspirina, algumas vitaminas e a maioria dos sais alcalóides.

- **Método de fabrico** : O estearato de magnésio é preparado quer pela interação de soluções aquosas de cloreto de magnésio com estearato de sódio, quer pela interação de óxido, hidróxido ou carbonato de magnésio com ácido esteárico a temperaturas elevadas.

- **Segurança** : O estearato de magnésio é amplamente utilizado como excipiente farmacêutico e é geralmente considerado como não tóxico após administração oral. No entanto, o consumo oral de grandes quantidades pode provocar um certo efeito laxante ou irritação das mucosas.

5.8. Talco

- **Sinónimos** : Altalc; E553b; silicato de cálcio e magnésio hidratado; silicato de magnésio hidratado; Luzenac Pharma; hidrogenometasilicato de magnésio; Magsil Osmanthus; Magsil Star; talco em pó; giz francês purificado; Purtalc; pedra-sabão; esteatite; Superiore.

- **Categoria funcional**: Agente antiaglomerante; Diluente de comprimidos e cápsulas; Lubrificante de comprimidos e cápsulas.

- **Aplicações em formulações farmacêuticas:** Utilizado em formulações de dosagens sólidas orais como lubrificante e deslizante (1-10%), retardador de dissolução no desenvolvimento de produtos de libertação controlada. Utilizado como pó para pulverização (90,0-99,0), propriedades lubrificantes em cosméticos e propriedades alimentares, o talco é amplamente utilizado em formulações de dosagem sólida oral como lubrificante e diluentes.

- **Descrição** : O talco é um pó cristalino muito fino, de cor branca a branca acinzentada, inodoro e impalatável. Adere facilmente à pele. Insolúvel em água, ácidos diluídos, álcalis e solventes orgânicos.

• **Teor de humidade :** O talco absorve quantidades insignificantes de água a 25°C e humidades relativas até cerca de 90%.

• **Solubilidade :** praticamente insolúvel em ácidos e álcalis diluídos, solventes orgânicos e água.

• **Gravidade específica:** 2,7-2,8

• **Superfície específica:** 2,41-2,42 m /g^2

• **Estabilidade e condições de armazenamento :** O talco é um material estável e pode ser esterilizado por aquecimento a 160^0 C durante pelo menos 1 hora. Também pode ser esterilizado por exposição a óxido de etileno ou irradiação gama. O talco deve ser armazenado num recipiente bem fechado, num local fresco e seco.

• **Incompatibilidades :** O talco é incompatível com os compostos de amónio quaternário.

• **Precauções de manuseamento:** Observar as precauções normais adequadas às circunstâncias e à quantidade de material. O talco é irritante quando manuseado e uma exposição excessiva e prolongada pode causar pneumoconiose. Recomenda-se a utilização de proteção ocular, luvas e um respirador.

5.9. EUDRAGIT S-100

Sinónimo: : Ácido metacrílico, Eudragit

Denominação química: Poli(ácido metacíclico - metacrilato de co-metilo)

Descrição: Trata-se de uma substância sólida sob a forma de um pó branco com um ligeiro odor caraterístico.

Categoria funcional: Formador de película, aglutinante de comprimidos

Aplicações na Formulação ou Tecnologia Farmacêutica: Eudragit S 100 e são utilizados como agentes de revestimento de película resistentes ao fluido gástrico com solubilidade acima de pH 6,0 e pH 7,0, respetivamente, para revestimento entérico de formulações

Solubilidade: 1 g de Eudragit S-100 dissolve-se em 7 g de metanol, etanol, em álcool isopropílico aquoso e acetona (contendo aproximadamente 3% de água), bem como em hidróxido de sódio 1N para dar soluções claras a ligeiramente turvas. O Eudragit L-100 é praticamente insolúvel em acetato de etilo, cloreto de metileno, éter de petróleo e água.

Estabilidade e condições de armazenamento: Os polímeros Eudragit S-100 são estáveis à temperatura ambiente.

5.10. EUDRAGIT L-100

Sinónimos: Ácido metacrílico, Eudragit

Denominação química: Copolímeros sintetizados a partir de metacrilato de dimetilaminoetilo e outros ésteres metacrílicos neutros

Descrição: Pós brancos com um ligeiro odor caraterístico.

Categoria funcional: Formador de película, aglutinante de comprimidos

Aplicações na formulação ou tecnologia farmacêutica: O Eudragit L 100 e são utilizados como agentes de revestimento de película resistentes ao fluido gástrico com solubilidade acima de pH 6,0 e pH 7,0, respetivamente, para revestimento entérico de formulações.

Solubilidade: 1 g de Eudragit L-100 dissolve-se em 7 g de metanol, etanol, em álcool isopropílico aquoso e acetona (contendo aproximadamente 3% de água), bem como em hidróxido de sódio 1N para dar soluções claras a ligeiramente turvas. O Eudragit L-100 é praticamente insolúvel em acetato de etilo, cloreto de metileno, éter de petróleo e água.

Estabilidade e condições de armazenamento: Os polímeros Eudragit L-100 são estáveis à temperatura ambiente.

Segurança: Foram efectuados estudos de toxicidade aguda em ratos, coelhos e cães. Não foram observados efeitos tóxicos. Foram efectuados estudos de toxicidade crónica em ratos durante um período de 3 meses. Não foram encontradas alterações significativas nos órgãos dos animais.

Observações: Para o revestimento por pulverização, as soluções e dispersões de verniz devem ser diluídas com solventes adequados. Os solventes adequados são o etanol, o metanol, o álcool isopropílico, a acetona, o cloreto de metileno e a água. Os plastificantes adequados são o triacetato de glicerilo, os ésteres de ácido ftálico, os polietilenoglicóis, a triacetina, o ftalato de dibutilo e os ésteres de ácido cítrico.

5.11. ETILCELULOSE

Sinónimos : Aquacoat ECD, Aqualon E462, Ethocel

Nome químico : Éter etílico de celulose

Peso molecular : Varia de 0,98 x 105 a 4,10 x 105

Descrição : Trata-se de um pó insípido, de fluxo livre, de cor branca a castanho-claro

Gravidade específica : 1,12- 1,15 g/cm^3

Ponto de fusão: 240-255 °C

Temperatura de transição vítrea: 129-133 C°

Teor de humidade: A etilcelulose absorve muito pouca água do ar húmido ou durante a imersão e essa pequena quantidade evapora-se rapidamente.

Categoria funcional: Agente de revestimento, fixador de aromas, aglutinante de comprimidos, enchimento de comprimidos, agente de aumento da viscosidade.

Aplicação na formulação ou tecnologia farmacêutica: É amplamente utilizado em formulações farmacêuticas orais e tópicas. Os revestimentos de etilcelulose são utilizados para modificar a libertação de um medicamento, para mascarar o sabor desagradável ou para melhorar a estabilidade de uma formulação.

Solubilidade: É praticamente insolúvel em glicerina, propilenoglicol e água. É muito solúvel em clorofórmio, etanol, acetato de etilo, metanol e tolueno.

Composição: Teor de grupos etoxilo ($-OC_2H_5$) não inferior a 44% nem superior a 50%, em relação ao resíduo seco (equivalente a um máximo de 2,6 grupos etoxilo por unidade de anidroglucose).

Estabilidade e condições de armazenamento: Trata-se de um material estável, ligeiramente higroscópico. Deve ser armazenado a uma temperatura não superior a 32 °C numa área seca.

MATERIAIS

Nome do produto químico	Fonte
Dofetilida	LABORATÓRIOS NATCO
Glicolato de amido de sódio	SD Fine Chemicals, Mumbai, Índia
Caramelo cruzado de sódio	SD Fine Chemicals, Mumbai, Índia
Povidona cruzada	SD Fine Chemicals, Mumbai, Índia
Talco	SD Fine Chemicals, Mumbai, Índia
Esterato de magnésio	SD Fine Chemicals, Mumbai, Índia
Celulose microcristalina	SD Fine Chemicals, Mumbai, Índia
Eudragit L 100	SD Fine Chemicals, Mumbai, Índia
Eudragit S 100	Merck Specialities Pvt Ltd, Mumbai, Índia.
Povidona K30	Merck Specialities Pvt Ltd, Mumbai, Índia.
Etilcelulose	Merck Specialities Pvt Ltd, Mumbai, Índia.
NaoH	Merck Specialities Pvt Ltd, Mumbai, Índia.

Bicarbonato de sódio	Merck Specialities Pvt Ltd, Mumbai, Índia.
Hcl	SD Fine Chemicals, Mumbai, Índia

Tabela 5.1: Lista de materiais utilizados

Tabela 5.2: Lista de equipamentos utilizados

Nome do equipamento	Fabricante
Balança de pesagem	Sartório
Máquina de compressão de comprimidos (Multistation)	Cemach Limited, Índia.
Testador de dureza	Sisco, Mumbai, Índia.
Paquímetro de Vernier	Mitutoyo, Japão.
Friabilizador Roche	Labindia, Mumbai, Índia
Aparelho de dissolução	Labindia, Mumbai, Índia
Espectrofotómetro UV-Visível	Labindia, Mumbai, Índia
Medidor de pH	Labindia, Mumbai, Índia
Espectrofotómetro FT-IR	Per kin Elmer, Estados Unidos da América.

CAPÍTULO 6. METODOLOGIA

6.1. Desenvolvimento de métodos analíticos:

a) Determinação dos máximos de absorção:

Foi preparada uma solução com a concentração de 10 µg/ml de fármaco em HCl 0,1N O espetro UV foi obtido utilizando um espetrofotómetro UV/VIS de feixe duplo. A solução foi analisada no intervalo de 200 - 400.

b) Preparação da curva de calibração:

100mg de Dofetilida pura foram dissolvidos em 100ml de água (solução estoque) 10ml de solução foram retirados e completados com 100ml de água (100µg/ml). Deste 10ml foram retirados e completados com 100ml de água (10pg/ml). A solução acima foi subsequentemente diluída com HCl 0,1N para obter uma série de diluições contendo 2,4,6,8,10,20,30,40,50,60,70,80,90 e 100µg/ml de Dofetilida por ml de solução. A absorvância das diluições acima referidas foi medida a 231 nm utilizando o espetrofotómetro de UV e tomando HCl 0,1N como branco. Em seguida, traçou-se um gráfico com a concentração no eixo X e a absorvância no eixo Y, o que dá origem a uma linha reta A linearidade da curva-padrão foi avaliada a partir do quadrado do coeficiente de correlação (R^2), que foi determinado por análise de regressão linear de mínimos quadrados. O procedimento foi repetido com os tampões necessários.

6.2. Estudos de compatibilidade fármaco - excipiente
Espectroscopia de infravermelhos com transformada de Fourier (FTIR):

As propriedades físicas da mistura física foram comparadas com as do medicamento simples. As amostras foram misturadas cuidadosamente com 100 mg de brometo de potássio em pó IR e compactadas sob vácuo a uma pressão de cerca de 12 psi durante 3 minutos. O disco resultante foi montado num suporte adequado no espetrofotómetro de IV Perkin Elmer e o espetro de IV foi registado de 3500 cm a 500 cm. O espetro resultante foi comparado para detetar quaisquer alterações no espetro.

6.3. Parâmetros de pré-formulação

A qualidade do comprimido, uma vez formulado por regra, é geralmente ditada pela qualidade das propriedades físico-químicas das misturas. Há muitas formulações e variáveis de processo envolvidas na mistura e todas elas podem afetar as caraterísticas das misturas produzidas. As várias caraterísticas das misturas são testadas de acordo com a Farmacopeia.

Ângulo de repouso:

A força de atrito num pó solto pode ser medida pelo ângulo de repouso. Este é definido como o ângulo máximo possível entre a superfície da pilha de pó e o plano horizontal. Se for adicionado mais pó à pilha, este desliza pelos lados da pilha até que a fricção mútua das partículas, que produz um ângulo de superfície, esteja em equilíbrio com a força gravitacional. O método do funil fixo foi utilizado para medir o ângulo de repouso. Um funil foi fixado com a sua ponta a uma determinada altura (h), acima de um papel milimétrico colocado numa superfície plana horizontal. A mistura foi cuidadosamente vertida através do funil até que o vértice da pilha cónica tocasse a ponta do funil. Mediu-se o raio (r) da base do monte cónico. O ângulo de repouso foi calculado com a seguinte fórmula:

$\text{Tan } \theta = h / r$ $\text{Tan } \theta = $ Ângulo de repouso

h = Altura do cone , r = Raio da base do cone

Ângulo de repouso	Natureza do fluxo
<25	Excelente
25-30	Bom
30-40	Passável
>40	Muito pobre

Tabela 6.1: Valores do ângulo de repouso (de acordo com a USP)

Densidade a granel:

A densidade é definida como o peso por unidade de volume. A densidade aparente é definida como a massa do pó dividida pelo volume aparente e é expressa em gm/cm^3 . A densidade aparente de um pó depende principalmente da distribuição do tamanho das partículas, da forma das partículas e da tendência das partículas para aderirem umas às outras. A densidade aparente é muito importante na dimensão dos contentores necessários para o manuseamento, transporte e armazenamento da matéria-prima e da mistura. É também importante na dimensão do equipamento de mistura. 10 g de mistura em pó foram peneirados e introduzidos num cilindro seco de 20 ml, sem compactar. O pó foi cuidadosamente nivelado sem compactação e o volume aparente não sedimentado, Vo, foi lido.

A densidade aparente foi calculada utilizando a fórmula:

$$\text{Densidade a granel} = M / V_o$$

Onde, M = peso da amostra

V_o − volume aparente do pó

Densidade da rosca:

Depois de efetuar o procedimento indicado na medição da densidade aparente, a garrafa que contém a amostra foi batida com um densímetro mecânico adequado, que fornece 100 gotas por minuto, e este procedimento foi repetido até que a diferença entre as medições sucessivas fosse inferior a 2 %, sendo então medido o volume batido, V, até à unidade graduada mais próxima. A massa volúmica foi calculada, em gm por L, utilizando a fórmula

$$\text{Tensão} = M / V$$

Em que, Tap= Densidade da rosca

M = Peso da amostra

V= Volume de pó na torneira

Medidas de compressibilidade do pó:

O Índice de Compressibilidade (Índice de Carr) é uma medida da propensão de um pó para ser comprimido. É determinado a partir das densidades a granel e de batida. Em teoria, quanto menos compressível for um material, mais fluido ele é. Como tal, é uma medida da importância relativa das interações interparticulares. Num pó que flui livremente, essas interações são geralmente menos significativas e as densidades aparente e de batida serão mais próximas em valor.

Para materiais de fluxo mais fraco, existem frequentemente maiores interações entre as partículas, e será observada uma maior diferença entre as densidades aparente e de batida. Estas diferenças reflectem-se no Índice de Compressibilidade, que é calculado utilizando as seguintes fórmulas:

$$\text{Índice de Carr} = [(tap - b) / tap] \times 100$$

Onde, b = Densidade a granel

Tap = Densidade da rosca

Índice de Carr	Propriedades
5 - 15	Excelente
12 - 16	Bom
18 - 21	Razoável a Passável
2 - 35	Pobres
33 - 38	Muito pobre
>40	Muito Muito Fraco

Tabela 6.2: Valor do índice de Carr (de acordo com a USP)

6.3. Desenvolvimento de formulações de comprimidos:

Preparação de formulações de Dofetilida em comprimidos com núcleo

Os comprimidos de Dofetilida foram fabricados pelo método de compressão direta, como se mostra na **Tabela 6.1.** Todos os ingredientes foram pesados com exatidão e misturados bem em almofarizpastelaria durante 15 minutos. A celulose microcristalina foi utilizada como agente de compressão direta. A croscarmelose sódica, o glicolato de amido sódico e a crospovidona foram utilizados em diferentes composições como agentes de desintegração/incrustação para várias formulações. O talco e o estearato de magnésio foram utilizados como lubrificantes. Os comprimidos foram produzidos numa máquina de comprimidos minipress (Ridhi Pharma Machinery Pvt. Ltd. Ahmedabad, Índia) com um punção côncavo (diâmetro de 8 mm).

Sl.No.	INGREDIENTES	F1	F2	F3	F4	F5	F6
1	Dofetilida	12,5 mg	12,5 mg	12,5 mg	12,5 mg	12,5 mg	12,5 mg
2	SSG	5	7.5	-	-	-	-
3	CCS	-	-	5	7.5	-	-
4	Crosspovidona	-	-	-	-	5	7.5
5	Talco	3	3	3	3	3	3
7	Estearato de magnésio	3	3	3	3	3	3
8	MCC	QS	QS	QS	QS	QS	QS

Tabela 6.3: Formulação para a preparação de comprimidos centrais de Dofetilida

SL.No.	INGREDIENTES	F7	F8	F9	F10	F11	F12
1	Dofetilida	12,5 mg	12,5 mg	12,5 mg	12,5 mg	12,5 mg	12,5 mg
2	SSG	10	12.5	-	-	-	-
3	CCS	-	-	10	12.5	-	-
4	Crosspovidona	-	-	-	-	10	12.5
5	Talco	3	3	3	3	3	3
7	Estearato de magnésio	3	3	3	3	3	3
8	MCC	QS	QS	QS	QS	QS	QS

O peso total dos comprimidos do núcleo foi de 100 mg

Tabela 6.4: Formulação para a preparação de comprimidos de núcleo de Dofetilida

Revestimento por compressão de comprimidos com núcleo de Dofetilide

Os componentes do revestimento foram misturados durante 10 minutos. O enchimento do molde, a centralização do núcleo e a operação da máquina foram efectuados através de um processo manual normalizado. Metade da massa de pó para um revestimento de comprimido foi pesada num molde.

Uma camada inferior de revestimento foi consolidada e o núcleo centralizado num leito uniforme. O pó restante foi então adicionado ao molde e comprimido em comprimidos utilizando uma máquina de comprimidos de punção simples com um punção côncavo (diâmetro de 10 mm).

Tabela 6.5: Composição do revestimento do núcleo do comprimido de Dofetilida (200 mg)

N.º SL	INGREDIENTES	C1	C2	C3	C4	C5	C6
1	Eudragit L-100	50 mg	-	100 mg	100 mg	75 mg	-
2	Eudragit S-100	100 mg	50 mg	-	50 mg	-	75 mg
3	Etilecelulose	-	100 mg	50 mg	-	75 mg	75 mg
4	Povidona K 30	50 mg	50 mg	50 mg	50 mg	50 mg	50 mg

AVALIAÇÕES

Parâmetros de pós-compressão de comprimidos revestidos com núcleo e com prensa

Os comprimidos após a perfuração de cada lote foram avaliados para testes de controlo da qualidade do produto acabado e em processo, ou seja, espessura, teste de uniformidade do peso, dureza, friabilidade, teor de fármaco e estudos de libertação do fármaco *in vitro*.

Dureza

Os comprimidos preparados foram submetidos a um teste de dureza. Este foi efectuado utilizando o aparelho de teste de dureza Monsanto (Labtech, AVI-PH-4522, Índia) e expresso em Kg/cm^2 .

Espessura

Os comprimidos preparados foram submetidos a um teste de espessura. Este foi efectuado com um compasso de calibre eletrónico digital validado (Sealey professional tools, modelo n.º: AK962EV.V2, Reino Unido) e expresso em milímetros.

Ensaio de friabilidade

A friabilidade foi determinada utilizando um aparelho de teste de friabilidade (Ketan, Koshish Industries, Bombaim, Índia, modelo n.º: SS153) e expressa em percentagem (%). Foram pesados separadamente 10 comprimidos de cada lote ($w_{initial}$) e colocados no friabilizador, que funcionou durante 100 rotações a 25 rpm. Os comprimidos foram novamente pesados (W_{fmal}) e a percentagem de friabilidade foi calculada para cada lote utilizando a seguinte fórmula.

$$(\%)F = \frac{Winitial - Wfinal}{Winitial} \times 100$$

Ensaio de variação de peso

Vinte comprimidos foram selecionados aleatoriamente do lote, pesados individualmente e o peso médio foi determinado. Foi calculado o desvio percentual do peso de cada comprimido em relação ao peso médio. Os requisitos do teste são cumpridos se não mais de dois dos pesos individuais se desviarem do peso médio em mais de 5% e nenhum se desviar mais de 10%.

Conteúdo do medicamento

Os comprimidos de Dofetilida foram testados quanto ao seu teor de fármaco. Dez comprimidos foram finamente pulverizados. As quantidades necessárias do pó equivalentes a 100 mg de Dofetilida foram pesadas com exatidão e transferidas para um balão volumétrico de 100 ml. O balão foi enchido com água destilada e misturado cuidadosamente. A solução foi completada até ao volume e filtrada. Diluir 1 mL da solução resultante para 100 mL com água destilada e medir a absorvância da solução resultante no máximo a 272 nm utilizando um espetrofotómetro UV (Shimadzu 1800, Japão). A equação de linearidade obtida a partir da curva de calibração, tal como descrito anteriormente, foi utilizada para estimar a dofetilida nas formulações dos comprimidos.

Tempo de desintegração dos comprimidos centrais de Dofetilide

O ensaio de desintegração foi efectuado utilizando o aparelho de ensaio de desintegração de comprimidos (Servewell Instruments pvt. Ltd., Electrolab ED-2L, Índia) especificado na farmacopeia indiana. Utilizou-se água destilada a $37 \pm 0,5$ °C como meio de desintegração e mediu-se o tempo, em segundos, necessário para a desintegração completa do comprimido sem que ficasse qualquer massa palpável no ecrã.

Estudo de libertação de fármaco *in* vitro de comprimidos pulsáteis de Dofetilida

Libertação *in vitro* de Dofetilida em comprimidos com núcleo

Os estudos de dissolução *in vitro* foram efectuados utilizando o aparelho USP XXIII Tipo II (método da pá). Foi utilizada água destilada como meio de dissolução. O padrão de libertação foi estudado visualmente através da recolha de amostras de 5 ml em intervalos de tempo específicos. Além disso, a amostra foi analisada a 271 nm utilizando um espetrofotómetro UV.

Determinação do tempo de desfasamento (t^{10}) de comprimidos pulsáteis

Os estudos de dissolução *in vitro* foram efectuados utilizando o aparelho USP XXIII Tipo II (método da pá). O perfil de dissolução mostra um tempo de atraso com as formulações revestidas (C1-C6). A intenção do estudo era desenvolver um comprimido que ficasse protegido do ambiente gástrico e libertasse o fármaco rapidamente no intestino após a administração. Por conseguinte, as formulações acima referidas apresentaram diferentes tempos de retardamento em função do nível de revestimento. O tempo de atraso foi determinado durante a realização do teste de dissolução. Ao efetuar a experiência, foi utilizado um meio de HCl 0,1N durante 2 horas (uma vez que o tempo médio de esvaziamento gástrico é de 2 horas). Finalmente, substituiu-se a solução tampão 7,4 por uma solução tampão fosfato (pH 6,8) durante as horas subsequentes em 900 ml de meio de dissolução, que foi utilizado de cada vez e agitado a 50 rpm a $37 \pm 0,5^\circ$ C. Foram retirados 5 ml do meio de dissolução em intervalos de tempo pré-determinados e substituiu-se o meio de dissolução fresco. As amostras retiradas foram analisadas a 271 nm utilizando um espetrofotómetro UV.

CAPÍTULO 7. RESULTADOS E DISCUSSÃO

O presente estudo foi efectuado em comprimidos pulsáteis com diferentes formulações C1 a C6. As formulações tinham um rácio de peso de polímeros como a etilcelulose, Eudragit S100, Povidona k30 e Eudragit L100, juntamente com vários excipientes. A etilcelulose é um polímero insolúvel, o Eudragit S-100 e o Eudragit L-100 são polímeros de revestimento entérico. O Eudragit L-100 e o Eudragit S-100 suprimiram a libertação do fármaco no estômago devido à fraca absorção do fármaco no trato gastrointestinal ou à destruição do fármaco pelo fluido ácido do estômago. O Eudragit L-100 e o Eudragit S-100 dissolvidos a um pH superior a 6 foram selecionados como material de revestimento para cumprir o objetivo mencionado. O objetivo da formulação era obter o efeito do medicamento na asma matinal. Esta secção apresenta uma descrição pormenorizada dos resultados e da discussão sobre os comprimidos pulsáteis de dofetilida.

ESTUDOS DE PRÉ-FORMULAÇÃO

Determinação do λ max da Dofetilida

O λ max da dofetilida foi estimado através da análise UV entre o comprimento de onda de 200 e 400 nm, que deu origem a um pico mais elevado a 271 nm, tendo o mesmo sido selecionado para a dofetilida.

Método de normalização para a estimativa de Dofetilida

As curvas padrão da dofetilida foram preparadas em HCl 0,1N, tampão fosfato (pH 7,4) e tampão fosfato (pH 6,8).

Gráfico padrão de Dofetilida em HCl 0,1N

A dofetilida apresentou uma absorvância máxima em HCl 0,1N a 271 nm. A solução obedeceu à lei de Beer-Lambert para o intervalo de concentração de 1 µg / mL a 10 µg / mL com coeficiente de regressão de 0,999. A curva padrão de Dofetilida preparada em HCl 0,1N é mostrada abaixo na **Tabela 7.1** e na **Figura 7.1**.

Tabela 7.1: Dados de calibração da dofetilida em HCl 0,1N

Sl.No.	ID	Conc [mg/l]	Abs
1	Padrão1	0.0000	0.000
2	Norma2	1.0000	0.074
3	Norma3	2.0000	0.135
4	Norma4	3.0000	0.199

5	Norma5	4.0000	0.244
6	Norma6	5.0000	0.307
7	Norma7	6.0000	0.370
8	Norma8	7.0000	0.426
9	Norma9	8.0000	0.485
10	Norma10	9.0000	0.553
11	Norma11	10.0000	0.618

Fig:7.1: Gráfico padrão de Dofetilida em Hcl 0,1N

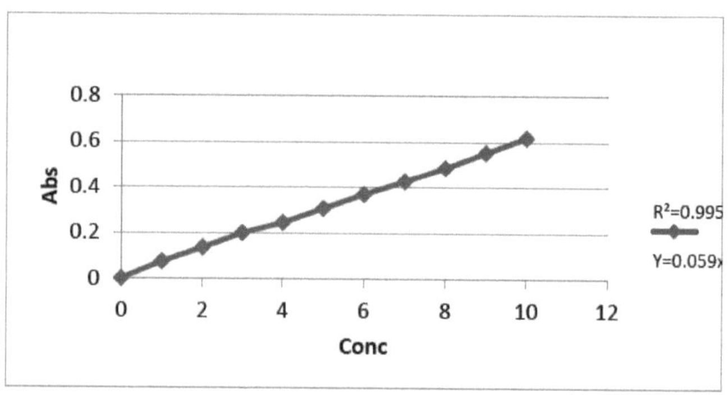

Gráfico padrão de Dofetilida em tampão fosfato (pH 7,4)

A dofetilida apresentou uma absorvância máxima em tampão fosfato 7,4 a 271 nm. A solução obedeceu à lei de Beer-Lamberts para o intervalo de concentração de 1 g/ml a 10 g/ml com um coeficiente de regressão de 0,997. A curva padrão da dofetilida preparada em pH 7,4 é apresentada na tabela e na figura abaixo.

Tabela 7.2: Dados de calibração da Dofetilida em tampão fosfato pH 7,4

Sl.No.	ID	Conc [mg/l]	Abs
1	Padrão1	0.0000	0.000
2	Norma2	1.0000	0.059
3	Norma3	2.0000	0.122
4	Norma4	3.0000	0.189
5	Norma5	4.0000	0.243
6	Norma7	5.0000	0.283

7	Norma8	6.0000	0.370
8	Norma9	7.0000	0.389
9	Norma10	8.0000	0.449
10	Norma11	9.0000	0.525

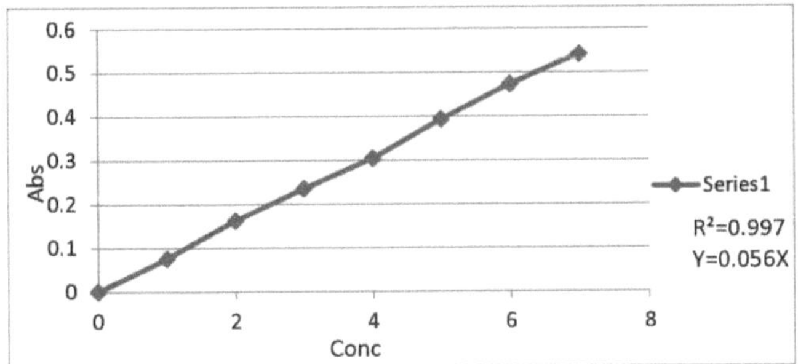

Fig. 7.2: Gráfico padrão da dofetilida em tampão fosfato pH 7,4

Gráfico padrão de Dofetilida em tampão fosfato (pH 6,8)

A dofetilida apresentou uma absorvância máxima em tampão fosfato (pH 6,8) a 271 nm. A solução obedeceu à lei de Beer-Lambert para o intervalo de concentração de 1 a 10 µg / mL com coeficiente de regressão de 0,991. A curva padrão de Dofetilida preparada em tampão fosfato pH 6,8 é mostrada abaixo.

Tabela 7.3. Dados de calibração da dofetilida em tampão fosfato pH 6,8

Sl.No.	ID	Conc [mg/l]	Abs
1	Padrão1	0.0000	0.000
2	Norma2	1.0000	0.075
3	Norma3	2.0000	0.162
4	Norma4	3.0000	0.235
5	Norma5	4.0000	0.304
6	Norma6	5.0000	0.393
7	Norma7	6.0000	0.472
8	Norma8	7.0000	0.541
9	Norma9	8.0000	0.575
10	Norma10	9.0000	0.651
11	Norma11	10.0000	0.655

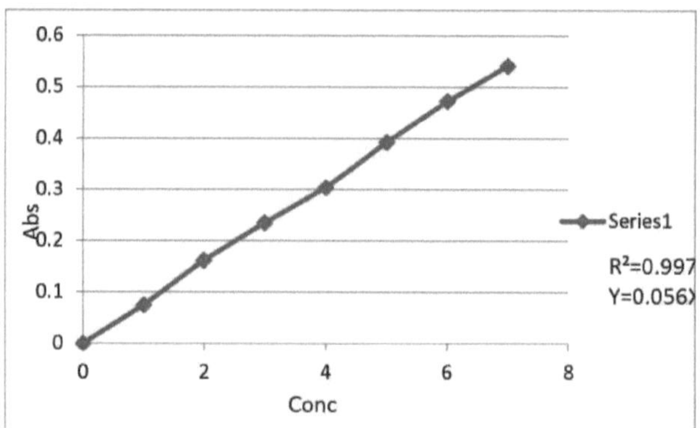

Fig: 7.3: Gráfico padrão de Dofetilida em tampão fosfato pH 6,8

Estudo da interação droga-polímero por espetrofotómetro FTIR

A fim de investigar a possível interação entre o fármaco e os polímeros selecionados, foram realizados estudos FTIR. O espetro de IV para o fármaco puro e para a mistura física de fármaco e polímeros foi obtido e analisado quanto aos picos principais. Os estudos sugerem que não existe incompatibilidade entre o fármaco e o polímero.

Fig. 7.4: Espectro FTIR do medicamento puro dofetilida

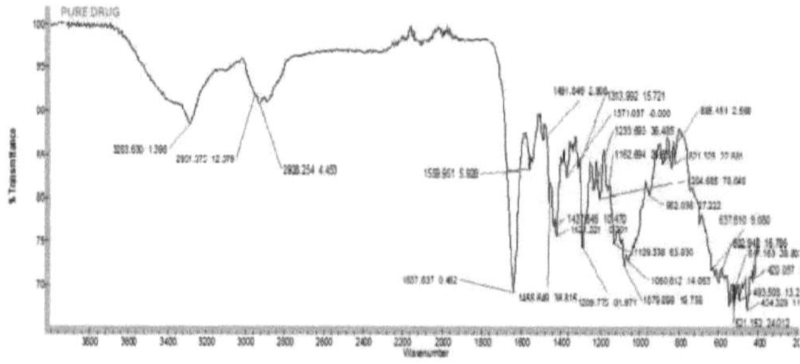

Fig. 7.5: Espectro FTIR da formulação optimizada

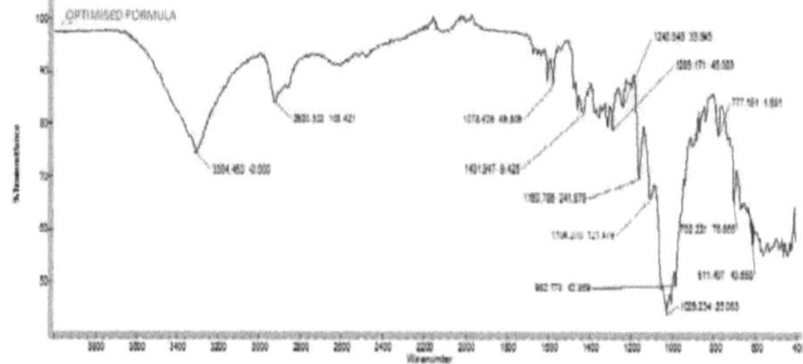

Parâmetros de pré-compressão dos comprimidos centrais de Dofetilide

TABELA 7.4: Parâmetros de pré-compressão de Dofetilide Core Tablets

Código de formulação	Ângulo de repouso (º) *	Densidade aparente (gm/ml)	Densidade na torneira (gm/ml)	Índice de Carr (%)	Rácio de Hausner
F1	26.01	0.49±0.07	0.57±0.01	16.21±0.06	0.86±0.06
F2	24.8	0.56±0.06	0.62±0.05	16.87±0.05	0.98±0.05
F3	22.74	0.52±0.03	0.68±0.07	17.11±0.01	0.64±0.03
F4	25.33	0.54±0.04	0.64±0.08	17.67±0.08	1.12±0.04
F5	26.24	0.53±0.06	0.67±0.03	16.92±0.04	1.2±0.08
F6	26.12	0.56±0.05	0.66±0.06	17.65±0.09	1.06±0.09
F7	27.08	0.58±0.06	0.69±0.04	16.43±0.05	0.76±0.03
F8	25.12	0.48±0.05	0.57±0.02	17.97±0.02	1.15±0.09
F9	25.45	0.54±0.08	0.62±0.03	17.54±0.09	1.17±0.02
F10	27.08	0.58±0.06	0.69±0.04	16.43±0.05	0.76±0.03
F11	25.12	0.48±0.05	0.57±0.02	17.97±0.02	1.15±0.09
F12	25.45	0.54±0.08	0.62±0.03	17.54±0.09	1.17±0.02

A mistura de pó para comprimidos foi submetida a vários parâmetros de pré-formulação. Os valores do ângulo de repouso indicam que a mistura de pó tem boas propriedades de fluidez. A densidade aparente de todas as formulações situou-se entre 0,43±0,07 e 0,58±0,06 (gm/cm3), mostrando que o pó tem boas propriedades de fluidez. A densidade de todas as formulações situou-se no intervalo de 0,57 a 0,69, mostrando que o pó tem boas propriedades de fluidez. O índice de compressibilidade de todas as formulações situou-se entre 16 e 18, o que mostra que o pó tem boas propriedades de fluidez. Todas as formulações mostraram o rácio de Hausner entre 0 e 1,2, indicando que o pó tem boas propriedades de fluxo.

Parâmetros de pós-compressão do comprimido Core:

Códigos de formulação	Variação de peso (mg)	Dureza (kg/cm2)	Friabilidade (% de perda)	Espessura (mm)	Teor de fármaco (%)
F1	100.5	2.1	0.52	2.8	99.76
F2	95.4	2.2	0.54	2.9	99.45
F3	98.6	2.2	0.51	2.9	99.34
F4	99.6	2.1	0.55	2.9	99.87

	99.4	2.2	0.56	2.7	99.14
F5	99.4	2.2	0.56	2.7	99.14
F6	98.7	2.2	0.45	2.5	98.56
F7	100.3	2.7	0.51	2.6	98.42
F8	99.2	2.3	0.49	2.7	99.65
F9	101.3	2.4	0.55	2.6	99.12
F10	98.6	2.2	0.51	2.9	99.34
F11	99.6	2.1	0.55	2.9	99.87
F12	99.4	2.2	0.56	2.7	99.14

7.5. Parâmetros de controlo de qualidade in vitro para comprimidos

Todos os parâmetros, como a variação de peso, friabilidade, dureza, espessura e teor de fármaco, foram considerados dentro dos limites.

Estudos de libertação de fármacos *in vitro* do núcleo do comprimido de dofetilida:

Os estudos de dissolução *in vitro* dos comprimidos com núcleo de Dofetilida foram efectuados utilizando o aparelho de dissolução de pá rotativa USP XXIII Tipo II, utilizando tampão fosfato (pH 6,8) como meio de dissolução. Das formulações F1-F12 de comprimidos com núcleo de dofetilida, a F4 apresentou uma libertação mais rápida do fármaco após 15 minutos do que as outras formulações. A libertação mais rápida do fármaco pode ser correlacionada com a elevada desintegração e friabilidade observadas neste estudo. Por conseguinte, a formulação do núcleo do comprimido de Dofetilida F4 foi selecionada como a melhor formulação para as formulações de revestimento por prensagem e revestimento entérico. Os perfis de libertação do fármaco *in vitro* de todos os comprimidos com núcleo de Dofetilida foram apresentados na **Tabela 7.6** e na **Figura** 7.6.

Tempo	F1	F2	F3	F4	F5	F6	F7	F8	F9	F10	F11	F12
2	9.77	12.14	10.32	14.21	13	10.32	7.38	9.21	18.51	16.27	4.31	14.57
4	17.51	23.16	15.45	21.55	17.5	15.45	20.15	21.8	22.15	25.83	11.2	28.37
6	35.64	38.46	32.15	37.64	32.11	32.15	36.97	33.87	35.23	32.14	26.95	32.39
8	47.21	55.31	50.11	53.74	48.79	50.11	63.17	68.82	68.14	43.42	58.92	53.18
10	56.74	63.84	66.47	61.47	55.94	66.47	68.76	72.64	71.24	51.48	62.21	67.26
15	72.54	75.32	88.41	79.64	75.21	88.41	72.11	89.54	82.14	64.32	69.95	74.04
20	80.21	85.11	90.21	85.21	82.1	92.11	78.45	91.11	86.14	73.93	74.68	79.20
25	82.45	89.56	91.49	93.82	85.37	91.28	82.37	92.34	89.32	79.06	79.29	81.07
30	85.22	95.21	92.14	97.75	88.34	94.54	88.54	94.22	91.14	88.48	84.91	88.54

Tabela 7.6: Percentagem cumulativa de libertação do fármaco dos comprimidos centrais de Dofetilida

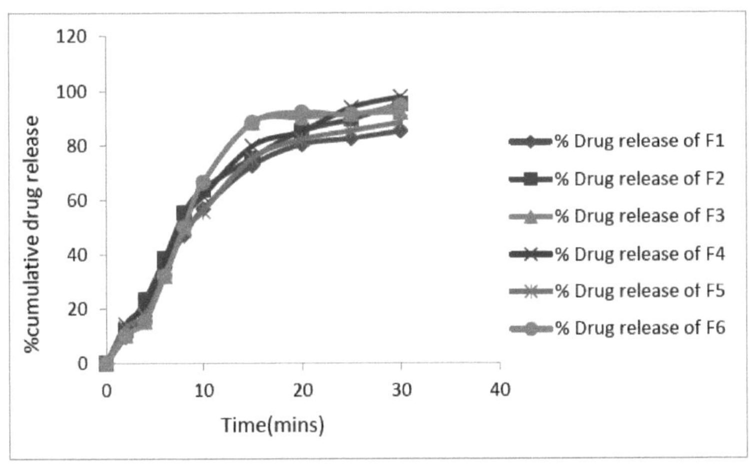

Fig. 7.6: Percentagem cumulativa de fármaco libertado dos comprimidos centrais de Dofetilida

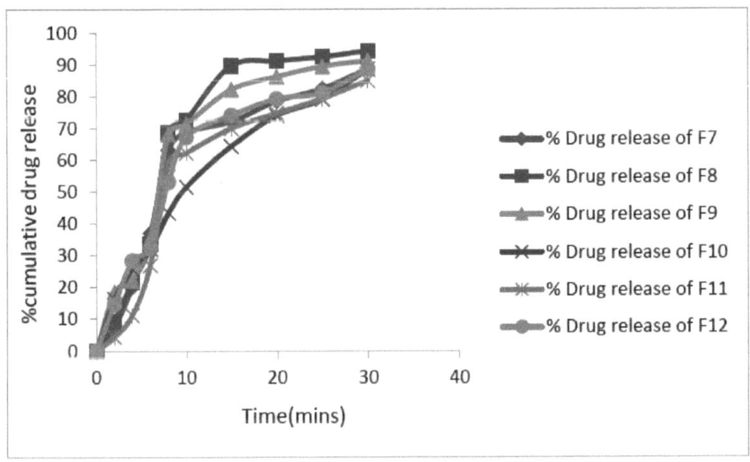

Fig. 7.7: Percentagem cumulativa de fármaco libertado dos comprimidos centrais de Dofetilida

Parâmetro de pós-compressão para comprimidos revestidos por compressão

Todas as formulações apresentaram tamanho, forma e aparência quase uniformes. As propriedades físico-químicas de todas as formulações (C1-C6) foram apresentadas na **Tabela 7.7**. A espessura variou entre 6,36 ± 0,19 e 6,72 + 0,18 mm e o peso variou entre 498 ±0,16 e 504 ±0,18 mg. A friabilidade variou entre 0,4 ± 0,18 e 0,7 ± 0,16 % e a dureza entre 6,34 ± 0,14 e 6,92 ± 0,12 Kg/cm^2 . A friabilidade é inferior a 1%, o que indica que os comprimidos têm boa resistência mecânica. O teor de fármaco variou entre 97,96 + 0,28 e 102,62 ± 0,18 mg em diferentes formulações, mostrando uma eficiência de carga de fármaco favorável. Foi utilizado um método espetrofotométrico de ultravioleta (UV) para a determinação do teor de fármaco.

Tabela 7.7. Parâmetros pós-compressão de comprimidos revestidos por compressão

Formulação	Espessura	Dureza	Friabilidade	Peso	Conteúdo do medicamento
C1	6.45	6.45 ±	0.5 ±	304	99.32 ±
C2	6.67	6.72 ±	0.6 ±	302	98.82 ±
C3	6.36	6.34 ±	0.6 ±	299	99.72 ±
C4	6.42	6.74 ±	0.7 ±	303	101.16 ±
C5	6.72	6.82 ±	0.4 ±	302	102.62 ±
C6	6.52	6.92 ±	0.5 ±	300	99.42 ±

Estudo de libertação *in vitro* de Dofetilida em comprimidos pulsáteis

Com base nos caracteres acima referidos, a formulação F4 foi selecionada como a melhor formulação e revestida por prensagem e por revestimento entérico para descobrir as alterações na taxa de libertação da Dofetilida a partir de comprimidos com revestimento entérico. Este revestimento entérico permitiu-nos obter uma fase de atraso de não libertação definitiva durante 5 horas. As formulações C1, C3 e C4 apresentaram uma libertação máxima do fármaco após 4 horas. C2 mostrou uma libertação lenta do fármaco de apenas 10% após 8 horas. F5 e F6 mostraram uma libertação máxima do fármaco após 7th horas. O sistema de libertação pulsátil do fármaco dependente do tempo foi conseguido a partir do comprimido da formulação C5 e C6 com 102,79% e 100,21% de libertação do fármaco, o que satisfaz a procura de libertação cronoterapêutica do fármaco. As formulações que contêm Eudragit L-100 e Etilecelulose,

Verificou-se que o Eudragit S-100 e a etilcelulose na proporção de 1:1 são óptimos como polímeros de revestimento entérico. Os dados são apresentados a seguir.

N.º de Sl.	Tempo (horas)	C1	C2	C3	C4	C5	C6
1	0.5	5.54	4.56	8.74	6.58	3.11	9.83
2	1	12.17	11.11	18.62	15.88	7.15	22.49
3	2	24.58	22.54	25.19	24.22	14.21	32.23
4	3	33.19	32.75	38.42	32.61	27.54	40.58
5	4	39.79	47.38	40.59	39.39	35.45	48.72
6	5	48.69	56.29	52.62	47.55	45.21	57.65
7	6	52.75	62.42	57.33	55.76	53.77	63.52
8	7	61.38	69.52	63.11	61.73	59.34	70.46

9	8	67.54	75.35	69.11	69.54	66.73	76.55
10	9	75.28	84.82	75.33	77.69	77.69	85.89
11	10	85.19	89.68	82.66	85.27	85.54	87.34
12	11	91.14	91.22	90.64	89.69	91.15	89.73
13	12	93.68	92.88	89.55	92.48	98.49	91.12

Tabela 7.8: Percentagem cumulativa de libertação de comprimidos revestidos de dofetilida

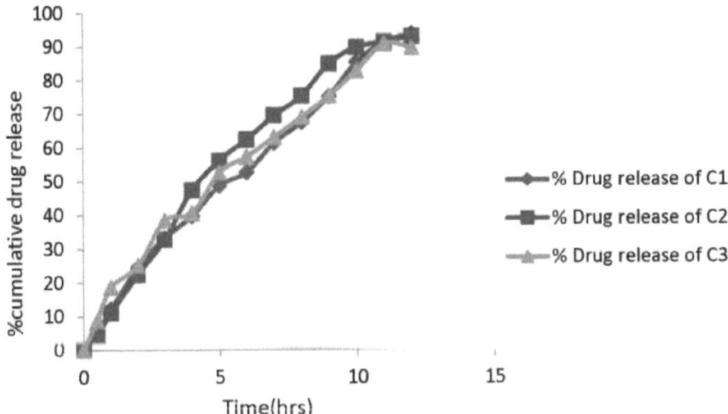

Fig:7.8 : Estudo da % cumulativa de libertação de Dofetilida em comprimidos pulsáteis

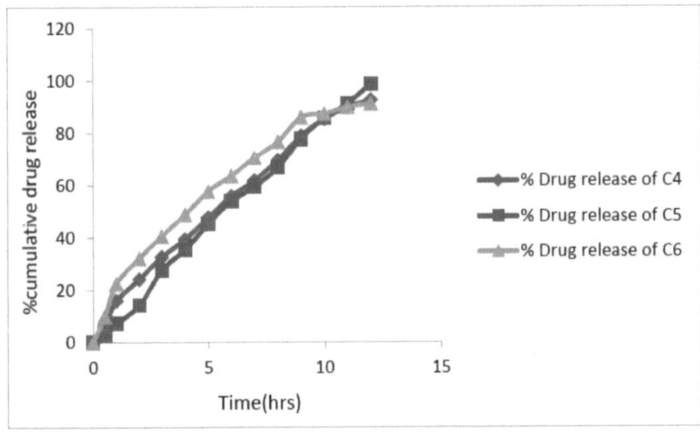

Fig:7.9 : Estudo da % cumulativa de libertação de Dofetilida em comprimidos pulsáteis

CONCLUSÃO

✓ A dofetilida é um agente antiarrítmico de classe III. É comercializada sob o nome comercial de Tikosyn pela Pfizer. No presente estudo, foram preparados comprimidos pulsáteis de dofetilida utilizando a técnica de revestimento por compressão.

✓ Inicialmente, os comprimidos do núcleo foram preparados utilizando várias concentrações de superdesintegrantes, os comprimidos do núcleo formulados foram revestidos com os polímeros utilizando a tecnologia de revestimento por compressão.

✓ O amido glicolato de sódio, a povidona cruzada e a carmelose de sódio cruzada foram os superdesintegrantes utilizados na formulação do núcleo do comprimido.

✓ Todas as formulações de comprimidos revestidos com núcleo e com prensa foram submetidas a vários testes de avaliação física e química para comprimidos revestidos com núcleo e com prensa.

✓ A espessura, a dureza e a variação de peso apresentadas por todas as formulações de comprimidos estavam dentro dos limites da farmacopeia oficial.

✓ A libertação in vitro de Dofetilida das formulações F1-F12 e F4 do núcleo do comprimido mostrou uma libertação mais rápida do fármaco em 30 minutos. A libertação mais rápida do fármaco pode ser correlacionada com a elevada desintegração e friabilidade observadas neste estudo.

✓ O revestimento por compressão do núcleo do comprimido optimizado foi feito utilizando Eudragit S 100, Eudragit L 100 e etilcelulose como polímeros de revestimento.

✓ Através da libertação do fármaco in vitro das formulações de revestimento, concluiu-se que, de entre todas as formulações, a C5 apresentou uma libertação máxima do fármaco, contendo Eudragit L 100 e etilcelulose na proporção de 1:1, pelo que foi considerada uma formulação optimizada.

BIBILOGRAFIA

1. Harshida g patel*, karishma patel, um upadhyay, viral h shah chronomodulated drug delivery system: a review international journal of pharmacy review & research vol 3|issue 1| 2013 | 26-32.

2. Singh r, sharma p; circadian rhythm in arthritis: a review. Journal of chronotherapy and drug delivery 2011; 1: 19-25.

3. Bruguolle b, lemmer b. Recent advances in chronopharmacokinetics: methodological problems. Life sci 1993; 52: 1809-1824

4. Youan bb. Chronopharmaceutics: gimmick or clinically relevant approach to drug delivery? J control release. 2004;98:337-53. [pubmed]. J sajan, ta cinu, aj chacko, j litty, t jaseeda. Chronotherapeutics and chronotherapeutic drug delivery systems. Tropical journal of pharmaceutical research. 2009; 8(5): 467-75

5. Sk. Saddam hussain, s. Firoz, ramya sudha em, k. Sarada, ramesh. B, jagadesh. K uma revisão sobre o sistema de entrega de medicamentos cronofarmacêuticos ijmpr, 2015, 3(1): 942-947

6. Ura j, shirachi d, ferrill m. The chronotherapeutic approach to pharmaceutical treatment. Farmacêutico da Califórnia. 1992; 23(9): 46 53

7. Gandhi br, mundada as, gandhi pp. Chronopharmaceutics: as a clinically relevant drug delivery system. Drug delivery, 18(1), 2011, 1-18.

8. Ura j, shirachi d, ferrill m: the chronotherapeutic approach to pharmaceutical treatment.california pharmacist. 1992, 23: 46- 53.

9. Hadfield pjd, holmes s, yarwood rj: a utilização potencial do revestimento de compressão na ocultação de materiais de ensaios clínicos. Fármaco. Dev. Ind. Pharm. 1987, 13: 877-1190.

10. Akila r. M.* e bharat sharma formulação cronoterapêutica do cloridrato de metformina pelagia research library der pharmacia sinica, 2013, 4(5):67-71

11. Patel tejaskumar* , mahantesh ananthapur, sabitha j.s, sourav tribedi, rinku mathappan, prasanth v.v formulação e avaliação de um sistema de administração pulsátil erodível de sulfato de salbutamol para a asma nocturna ijpi volume 3, número 3, maio - junho 2013

12. Patel kj* , patel ds, patel pb, jain hn, upadhyay um formulação e avaliação de um sistema multiparticulado para administração cronoterapêutica de aceclofenac ijprs v-3, i-2, 2014

13. Arora s, ali j, ahuja a, baboota s, quresha j:pulsatile drug delivery system: an approach for controlled drug delivery. Spipa 2006 ;68(3):295-300.

14.   Jain d, raturi r, jain v, bansal p, singh r :recent technologies in pulsatiledrug delivery system. Biomatter 2011 jul/aug/sep ;1(1):1-9.

15.   Qureshi j, amir m, ahuja a, baboota s, ali j: sistema cronomodulado de administração de sulfato de salbutamol para o tratamento da asma nocturna. Indian j pharm sci. 2008. maio/jun;70(3): 351-56.

16.   Sadaphal k.p, thakar v.m, gandhi b.r, tekade b.w formulação e avaliação de um sistema de administração pulsátil de fármacos para distúrbios cronobiológicos: asma. Ijdd.2011 ;3: 348-56.

17.   Chaudhari s.p, kabra s.b, ratnaparkhi m.p: formulação e avaliação da libertação crónica optimizada de fármaco anti-hipertensivo. Journal of drugs delivery & therapeutics; 2013; 3(4): 1-7.

18.   janugade b.u, patil s.s, patil s.v, lade p.d:formulação e avaliação de comprimidos revestidos por pressão de montelucaste de sódio para sistema de administração pulsátil de fármacos. Ijcrgg .2009 jul/sep ;1(3):690-91.

19.   K.surendra, kotaiah m.r, rao m.p: formulação e avaliação de um sistema de administração pulsátil de tartarato de metoprolol. Ijprnk. 2013;2(5):246-57.

20.   Krishnaveni g, muthukumaran m, krishnamoorthy b: desenvolvimento e avaliação de um sistema de administração pulsátil de fármacos contendo montelucaste de sódio através de comprimidos revestidos por pressão. Int j adv pharm gen res. 2013; 1(2):41-51.

21.   Parag a. Kulkarni et. Al.; desenvolvimento e avaliação de comprimidos revestidos por prensagem para a administração de medicamentos cronofarmacêuticos utilizando polímeros gelificantes e permeáveis; biblioteca de investigação académica; 2010, 2(4): 482-497.

22.   Tina raju*, tanushree sarkar, bhagyashree s. Patil e m. A. Bhutkar formulação e avaliação de comprimidos revestidos por pressão de cloridrato de tramadol para libertação cronoterapêutica do fármaco ijapr / jan. 2015/ vol. 6/issue.01 / 1 - 7

23.   Javed qureshi, javed ali, sanjula baboota, alka ahuja e chitneni mallikarjun: desenvolvimento e avaliação de um sistema de administração de fármacos cronoterapêuticos para a gestão da asma nocturna.trop. J pharma. Research 2012, 11: 703- 712.

24.   Ratnaparkhi m.p, khade r.b, chaudhari s.p: formulação e avaliação do sistema de entrega de medicamentos cronoterapêuticos de meloxicam. Jornal de entrega de medicamentos e terapêutica.2013;3(4):229-36.

25.   Shivhare u.d, kakade v.n : formulação e avaliação de um sistema de entrega pulsátil de losartan potássico por desenho fatorial. Ijpsn.2013 jan/mar;5(4):1895-1901.

26.   Sukanya m, sai kishore v: conceção e desenvolvimento de um sistema cronofarmacêutico de administração de sinvastatina. J. Chem. Pharm. Res. 2012, 4: 3195-3200.

27. Aithal kb, harish nm, rathnanand m e shirwaikar a. Chronotherapeutics and disease management. Tratamento em sincronia com os ritmos do corpo - uma ciência emergente. Pharma times. 2006;38(10):15-18.

28. Lemmer b. Chronopharmacokinetics implications for drug treatment. J pharm pharmacology. 1999;51:887-890.

29. Amrinder singh*1, naresh singh gill1, nimrata seth1 desenvolvimento e avaliação de um sistema pulsátil de administração dc aceclofenac de sódio revista internacional de avanços recentes na investigação farmacêutica outubro de 2014; 4(4): 123-131

30. Youan bc. Chronopharmaceutics: gimmick or clinically relevant approach to drug delivery. J controlled release. 2004;98:337-353.

31. skloot g. Noturnal asthma mechanisms and management. The mount sinai j of med. 2002;69:140-147

32. Subashini rajaram*, p. Aruna, jyotsna ramesh, liby mathew e d. Shanmughapriya conceção e caraterização de um comprimido pulsátil em dispositivo de cápsula para a terapia da hipertensão ijpcbs 2014, 4(4), 878-889

33. Javed qureshi1,2*, javed ali1 , sanjula baboota1 , alka ahuja1 e chitneni mallikarjun2 desenvolvimento e avaliação de um sistema de administração de fármacos cronoterapêuticos para a gestão da asma nocturna tropical journal of pharmaceutical research october 2012; 11 (5): 703-712

34. *J qureshi, j ali, s baboota, a ahuja, c mallikarjun* desenvolvimento e avaliação do sistema de administração de fármacos cronoterapêuticos para a gestão da asma nocturna revista tropical de investigação farmacêutica revista casa vol 11, no 5 (2012)

35. Songa ambedkar sunil*1, nali sreenivasa rao1 , meka venkata srikanth1 , michael uwumagbe uhumwangho2 , kommana srinivas phani kumar1 , kolaplli venkata ramana murthy desenvolvimento e avaliação de um sistema de administração cronoterapêutica de torsemida revista brasileira de ciências farmacêuticas vol. 47, n. 3, jul./set., 2011

36. Amol m conceção e avaliação do sistema de administração pulsátil de atenolol para terapia cronomodulada int j pharm bio sci 2012 oct; 3(4): (p) 1 - 8

37. d Pavani*1, e. Hari krishna1, ramesh s.2 desenvolvimento e avaliação do sistema de administração de fármacos cronoterapêuticos de tartarato de metoprolol jipbs, vol 2 (1), 53-63, 2015

38. Bailpattar padmaxi *1 karwa preeti 1 patel kirtan 1 mondal md. Sahidullah 2 pasha mohamed Irshad formulação e avaliação do sistema de administração controlada no tempo de montelucaste de sódio international journal of research articlepharmaceutical innovations issn 224910311 |page

volume 2, issue 3, may june2012

39.   Shivakumar hg, pramod kumar tm, kashppa gd. Sistema pulsátil de administração de medicamentos, indian j pham educ 2003;37(3):125

40.   samanta mk, suresh nv, suresh b. Desenvolvimento de um sistema de administração de sulfato de salbutamol por pulso para direcionar o medicamento. Indian j pharm sci 2000;62(2):102-7.

41.   Mcconville jt, ross ac, florence aj. Caraterísticas de erosão de um comprimido erodível incorporado num dispositivo de cápsula de tempo diferido. Drug dev ind pharm 2005;1:79-89.

42.   Estudos de estabilidade na visão geral das diretrizes da ICH para medicamentos: natalie mc clure, matrix pharmaceutical inc; 1997 http://www.mcclurenet.com

43.   Alfred Martin. Physical pharmacy, physicochemical principles in pharmaceutical sciences, b.i.waverty pvt.ltd, new delhi,4th edition.1996;313-6.

44.   Ehab i. Taha conceção e avaliação in vitro de um sistema de administração de fármacos cronoterapêuticos à base de eudragit® s100/lípidos de sinvastatina farmacologia e farmácia, 2014, 5, 1157-1162

45.   Bussemer, t., otto, i. e bodmeier, r. (2001) pulsatile drug-delivery systems. Critical reviews in therapeutic drug carrier systems, 18, 433-458.

46.   A.s., biswas, n., karim, k.m., guha, a., chatterjee, s., behera, m. And kuotsu, k. (2010) drug delivery system based on chronobiology-a review. Journal of controlled release, 147, 314-325.

47.   Chaithanya krishna mylangam*, lohithasu duppala, venkata sirisha boidapu, midhun kumar duddu,anu pravallika janipalli, janaki devi sirisolla, kolapalli venkata ramana murthy desenvolvimento e avaliação do sistema de administração de fármacos cronoterapêuticos à base de óxido de polietileno de olmesartan medoxomil iajpr. 2015; 5(4): 1499-1509

48.   Sawada, t.; sako, k.; fukui, m.; yokohama, s.; hayashi, m. Um novo índice, o rácio de erosão do núcleo de comprimidos de libertação prolongada revestidos por compressão, prevê a biodisponibilidade da acetaminofena. Int. J. Pharm., v.265, p.55-63, 2003.

49.   Smolensky, m.h.; labreque, g. Chronotherapeutics. Pharm. News, v.2, p.10-16. 1997.

50.   Lemmer b. Chronopharmacology and controlled drug release. Opinião de peritos. Drug deliv. 2005; 2(4): 667-681.

51.   Levi f, schibler u. Circadian rhythms: mechanisms and therapeutic implications. Rev. anual. Pharmacol. Toxicol. 2007; 47: 593-628.

52.   mandal as, biswas n, karim km, guha a, chatterjee s, behera m, kuotsu k. Drug delivery system

based on chronobiology. J. Control. Rel. 2010; 147: 314-325.

53.	vianna eo. Mecanismos e implicações terapêuticas do ritmo circadiano da asma. Curr. Resp. Med. Rev. 2005; 13: 171-183.

54.	guinee dg, dail. Hammar's pulmonary pathology: nonneoplastic lung disease. Nova Iorque: springer: edn 3, 2008.

55.	Baroffio m, barisione g, crimi e, brusasco v. Noninflammatory mechanisms of airway hyper-responsiveness in bronchial asthma: an overview. Ther. Adv. Resp. Disease. 2009; 3(4): 163-174.

56.	Richard jm, schlegel sb. Cronobiologia da asma. Am. J. Respir. Crit. Care med. 1998; 158 (3): 1002-1007

57.	Obitte et al. Ibuprofen self-emulsifying drug delivery system. Revista mundial de farmácia e ciências farmacêuticas www.wjpps.com vol 4, issue 02, 2015. 887

58.	Ijpcbs 2013, 3(3), 595-602 jharana mallick et al. Alginate beads of ibuprofen for oral sustained drug delivery: an in vitro evaluation issn: 2249-9504

59.	Ijpcbs 2013, 3(2), rehnasalim et al. Biowaiver monograghs of dexibuprofen issn: 2249-9504

60.	Www.jgtps.com issn: 2230-7346 revista de tendências globais em ciências farmacêuticas volume 3, número 3, pp -778-791, sistemas de administração de medicamentos cronoterapêuticos desafios no domínio farmacêutico julho-setembro 2012

61.	Estudos sobre o desenvolvimento de um sistema de administração de ibuprofeno específico para o cólon utilizando um polissacárido extraído de abelmoschus esculentus l. (moench.) Asian journal of pharmaceutical sciences 2012, 7 (1): 67-74

62.	Alpana ram et al. Preparação e caraterização do transferossoma carregado com ibuprofeno como um novo transportador para o sistema de administração transdérmica de fármacos asian j pharm clin res, vol 5, issue 3, 2012, 162-165

63.	Revista asiática de ciências farmacêuticas 2012, formulação e avaliação de microesferas compostas de alginato-argila dexibuprofeno para administração controlada de medicamentos por via oral 7 (1): 28-39

64.	Cronoterapia: um conceito, pauperismo e abordagens revista internacional de desenvolvimento e tecnologia farmacêutica www.ijpdt.com vol 1| issue 1| jan - jun 2011 |1-10

65.	V s chopra et al cronoterapia: um novo conceito de administração de medicamentos der pharmacia lettre, 2010, 2(3): 136-15

66.	1.entrega de medicamentos cronoterapêuticos de pectina vs. goma guar, goma xantana de libertação controlada no cólon, comprimidos de matriz de propranolol hcl diretamente comprimidos saj farmácia e farmacologia volume 1 | número 2

67.   2. desenvolvimento e avaliação de um sistema de liberação cronoterápica de torsemida revista brasileira de ciências farmacêuticas vol. 47, n. 3, jul./set., 2011

68.   3.chronotherapeutics and chronotherapeutic drug delivery systems tropical journal of pharmaceutical research, october 2009; 8 (5): 467-475

69.   4. formulação e otimização da administração de fármacos cronoterapêuticos a partir de comprimidos revestidos por compressão de sulfato de carvedilol utilizando o design da abordagem experimental journal of applied pharmaceutical science vol. 3 (10), pp. 141-146, outubro, 2013

70.   5. formulação e avaliação de um dispositivo de cápsulas retardadas temporizadas para administração cronoterapêutica de sulfato de terbutalina ars pharm, 2010, vol.50 n° 4; 215-223

71.   European j. Of biol. Sci., 2 (3): 67-76, 2010 review on chronotherapeutics - a new remedy in the treatment of various diseases european journal of biological sciences 2 (3): 67-76, 2010 issn 2079-2085

72.   Revista internacional de investigação farmacêutica atual vol 2, número 3, 2010 s+ ibuprofeno (dexibuprofeno): os agentes anti-inflamatórios não esteróides superiores para o desenvolvimento de produtos farmacêuticos issn-0975-7066

73.   Revista tropical de investigação farmacêutica,
        cronoterapêuticae

chronotherapeutic drug delivery systems outubro de 2009; 8 (5): 467-475 © pharmacotherapy group, faculty of pharmacy, university of benin, benin city, 300001 nigeria. Http://www.tjpr.org

74.   archives of pharmacal research formulation of a extended release tablet containing dexibuprofendecember 2008, volume 31, número 12, pp 1637-1643

75.   J clin periodontol 2005; ___ the effect of a dexibuprofenmouth rinse on experimentalgingivitis in humans 32: 617-621 doi: 10.1111/j.1600-051x.2005.00721.x

76.   Anesthetic pharmacology international society for anaesthetic pharmacology section editor james g. Bovill dexibuprofen (s(_)-isomer ibuprofen) reduces gastric damage and improves analgesic and antiinflammatory effects in rodents anesth analg anesthetic pharmacology bonabello et al. Anesth analg 2003;97:402-8 00032999/03 2003;97:402-8 pharmacological effects of s(_)-ibuprofen in rodents

77.   L. Srinivas et al formulação e avaliação da técnica de ibuprofeno pulsin cap para libertação controlada der pharmacia lettre, 2013, 5 (1):60-68

78.	Rajendraawasthi, chronotherapy: science and technology of drug scheduling on the basis of biological rhythm, journal of chronotherapy and drug delivery, vol.-1,issue- 1,2010

79.	J sajan, ta cinu, aj chacko, j litty e t jaseeda, chronotherapeutics and chronotherapeutic drug delivery systems, tropical journal of pharmaceutical research, 8 (5): 467-475, 2009;

80.	Youan bibc. Chronopharmaceutics: science and technology for biological rhythm- guided therapy and prevention of diseases. John wiley & sons, inc. Pp 1 - 37.

81.	Michael.h.smolensky	e	nicholas	a.peppas,	chronobiology,	drug-delivery	and chronotherapeutics, advanced drug delivery reviews ,59(2007).823-824,

82.	Devdhawalamehul g. E seth avinash k, estado atual do sistema de administração de medicamentos cronoterapêuticos: uma visão geral, j. Chem. Pharm. Res., 2(3):312-328, 201

83.	Vivekkumarpawar ,chronotherapy: an approach to synchronize drug delivery with circadian rhythm, journal of chronotherapy and drug delivery ,vol-1 ,issue-1 , 2010, p-1-8

84.	P. Srinivas, chronotherapy-clock of curing, international journal of pharma and biosciences,vol-2 ,issue-1 , 2011, p-19-23

85.	Smolensky ge. Medicalchronobiology· concepts andapplications. Am rev respir dis, 147(6pt 2): s2-19 (1993)

86.	R. J. Martain, s. Chronobiology of asthma. .am.j.resir.crit.care med. 158(1988)10021007

87.	Bi-botti c. Youan, chronopharmaceutics: gimmick or clinically relevant approach to drug delivery, journal of controlled release 98,344-345,2004

88.	B. Bruguerolle, g. Labrecque, padrão rítmico na dor e sua cronoterapia, adv. Drug deliv. Rev. 59 (2007) 883- 895.

89.	N. L. Prasanthi, chronotherapeutic: a new view in novel drug delivery systems ,international journal of pharmaceuticalsciences review and research, volume 6,6675,2011

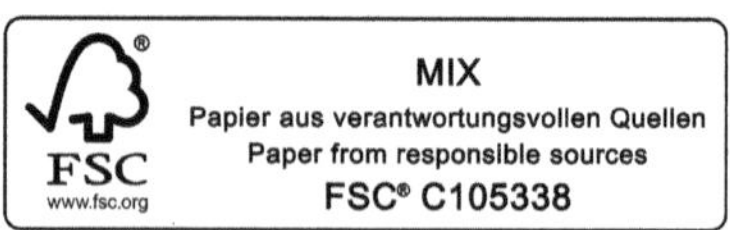

Printed by Books on Demand GmbH, Norderstedt / Germany